몸이 되살아나는
혈관 건강
비법

명의가 전하는 혈관 건강의 모든 것

몸이 되살아나는 혈관 건강 비법

초판 1쇄 2020년 4월 20일
초판 5쇄 2023년 11월 23일

지은이 김동익
펴낸이 최경선
편집장 유승현   **편집2팀장** 정혜재

마케팅 김성현 한동우 구민지
경영지원 김민화 오나리
디자인 김보현 김신아

펴낸곳 매경출판㈜
등록 2003년 4월 24일(No. 2-3759)
주소 (04557) 서울시 중구 충무로 2(필동1가) 매일경제 별관 2층 매경출판㈜
홈페이지 www.mkpublish.com   **스마트스토어** smartstore.naver.com/mkpublish
페이스북 @maekyungpublishing   **인스타그램** @mkpublishing
전화 02)2000-2641(기획편집) 02)2000-2646(마케팅) 02)2000-2606(구입 문의)
팩스 02)2000-2609   **이메일** publish@mkpublish.co.kr
인쇄·제본 ㈜M-print 031)8071-0961
ISBN 979-11-6484-099-1(03510)

몸이 되살아나는
혈관 건강
비법

혈관 명의가 전하는 혈관 건강의 모든 것

김동익 지음

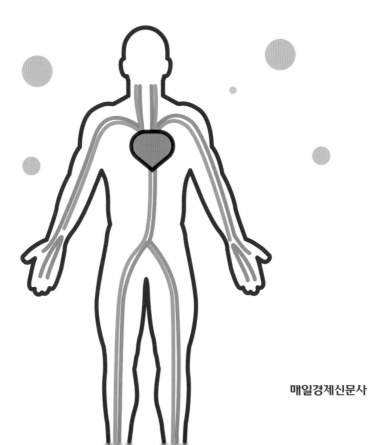

매일경제신문사

의학적으로 올바른
혈관 관리법을 담았다

필자는 혈관외과 전문의로서 지난 30년 동안 환자를 진료했다. 어느덧 머리카락은 흰색으로 변했고 나이도 환갑을 넘었다. 혈관이 건강하지 않으면 온갖 질병에 걸리기 쉬운 몸이 된다. 혈관은 우리 몸에 산소와 영양을 공급하는데 이러한 혈관이 막히면 전신에 문제가 생기는 것은 어찌 보면 당연하다. 우리 몸에 혈관이 닿지 않는 곳은 거의 없기 때문이다.

필자는 혈관외과 의사로서 수많은 환자들을 치료했고 건강을 회복한 환자들을 보며 크나큰 보람과 행복을 느낀다. 뿐만 아니라 의학 전문서 발간을 통해 의학 발전과 후학 양성에 기여함으로써 또 다른 행복과 보람을 느끼고 있다.

의학 전문서를 발간하는 일은 많은 의대 교수들이 꿈꾸는 일이지만 실제로 이를 행하는 교수들은 그리 많지 않다. 필자는 40대가 되면서부터 혈관 질환들에 대해 분야별로 다양한 의학 전문서를 만들고자 노력했다. 2005년 당뇨발과 관련된 첫 서적을 출간했으며 그

후 동맥 질환과 정맥 질환 그리고 혈관초음파 진단과 관련된 다수의 전문 의학 서적을 출간했다.

또한 다수의 의학 전문 학회에서 회장 및 이사장 등 다양한 임원 활동을 성실히 수행했다. 그러나 의학자로서 가장 큰 보람은 의학 전문서를 집필한 일이라고 생각한다. 다수의 책을 집필했음에도 불구하고 마음 한쪽에 큰 허전함이 수년간 계속 있었다. 의과대학 학생이나 의사 대상이 아니라 일반인들을 위한 건강서를 집필하고 싶었기 때문이다. 감히 도전하기 어려운 일이기에 쉽사리 엄두가 나지 않았다. 이러한 아쉬움과 답답함을 수년 동안 겪던 중 마침내 나의 잠재력을 깨워주고 용기를 북돋아주는 사건이 발생했다. 2019년 말, 혈관 분야에서 세계 최고 학술 모임으로 인정되는 VEITH 심포지움에 초청돼 필자는 뉴욕에 있었다. 그 당시 매경출판으로부터 이메일을 받았는데 일반인을 위한 혈관 건강서를 집필해달라는 내용이었다. 오랫동안 바라던 일인지라 이게 나의 운명인가 싶어 흔쾌히 수락했다.

요즘은 TV, 인터넷을 통해서 건강에 대한 정보를 쉽게 얻을 수 있다. 이 책을 쓰면서 가장 고민스러웠던 점 역시 인터넷, TV 등 대중 매체를 통해 얻을 수 있는 정보와 차별화하는 것이었다. 이를 위해 지난 수십 년간 환자들과 그 가족들이 흔히 질문했던 내용들을 중심으로 일반인의 눈높이에 맞춰 내용을 구성했다. 따라서 이 책에는 일반인들이 알면 도움이 되는 기초적인 내용뿐만 아니라 전문적인 내용이 모두 담겨 있다. 혈관 건강을 위한 식사, 운동 등을 의학적인 근거를 바탕으로 설명했다. 그동안 수많은 환자를 본 필자의 경험과 최신의 논문 등을 이 책에 모두 녹여냈다. 따라서 잘못된 건강 정보, 속설과는 완전히 다르다.

건강 관련 정보 중에는 우리가 잘 알고 있다고 생각하지만 반대로 알고 있는 경우도 많다. 고밀도 콜레스테롤은 좋은 콜레스테롤이고, 저밀도 콜레스테롤은 나쁘다고 하는데 그 이유는? 포화 지방과 불포화 지방 중에 어느 것이 더 나쁜 것이고 그 이유는? 만일 이 두 가지 질문에 정확히 설명할 수 있는 사람이라면 혈관 건강 분야에 상식이 매우 뛰어나다고 말할 수 있다. 이렇게 세세한 내용까지 책에 담으려고 하니 이해하기 약간 어려운 부분이 있을 수도 있다. 그러나 독자들이 쉽게 이해할 수 있도록 필자는 최대한 노력했다.

이 책이 나오기까지 많은 도움을 준 삼성서울병원 재활의학과 김연희 교수님과 순환기내과 성지동 교수님 그리고 영양과 라미용 선생님께 감사의 말을 전한다. 또한 의학자로서 가지고 있던 응어리를 해결할 기회를 주고 이 책의 출판을 위해 도움을 준 매경출판 임경은 편집자와 관계자 분들에게 감사드린다. 이 책에 대해 일반인 입장에서 원고를 수차례 감수해준 사랑하는 아내와 자랑스러운 두 아들에게 고마운 마음을 전하고 싶다. 마지막으로 이 책이 독자들의 혈관 건강과 장수에 큰 도움이 되길 간절히 바란다.

김동익

차례

PART 01
혈관 나이 되돌려보자

PART 02
젊은 혈관으로 바꾸는 법

명품 혈관을 만드는 운동 습관

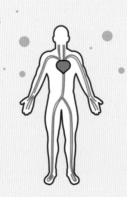

혈관 건강,
15가지만 제대로 알아도
지킬 수 있다!

이 책은 건강한 혈관을 만들고 지키기 위해 기초적인 내용부터 전문적인 내용까지 다루고 있다. 이 책을 쉽게 이해할 수 있도록 환자들이 흔히 질문하는 내용과 일반인들이 잘못 이해하고 있는 내용 15가지를 선정해 정리했다. 따라서 최소한 15가지 내용만 잘 알고 있어도 혈관 건강을 지키는 데 큰 도움이 될 것이다. 아래의 내용을 먼저 읽는다면 이 책의 전체적인 내용도 쉽게 이해할 수 있을 것이다.

1 혈관 나이란?
2 혈관 나이는 어떻게 측정할까?
3 혈관 노화를 막으려면 어떻게 해야 할까?
4 나쁜 피를 함유하고 있는 동맥, 과연 어떤 동맥일까?
5 주요 동맥 질환과 그 증상
6 주요 정맥 질환과 그 증상
7 혈관 질환에도 줄기세포 이식술이 가능한가?

⑧ 동맥경화를 막기 위해 콜레스테롤이 함유된 음식을 안 먹어야 할까?

⑨ 고밀도 콜레스테롤과 저밀도 콜레스테롤은 무엇이 다른 걸까?

⑩ 지방이 아니라 탄수화물을 섭취하는데 왜 비만이 될까?

⑪ 포화 지방과 불포화 지방, 무슨 차이일까?

⑫ 트랜스 지방산이란?

⑬ 오메가 지방산이란?

⑭ 혈관 건강에 도움이 되는 운동에는 어떤 것이 있나?

⑮ 어떤 강도로 운동을 해야 할까?

혈관 나이란?

우리가 혈관 나이를 어떻게 알게 될까? 일반적으로 건강검진을 하면서 듣는다. 혈관 나이란 심장혈관 질환에 걸릴 위험도를 의미하는 수치다. 즉 혈관 나이가 많다고 하는 것은 나이 많은 사람의 혈관 조직을 가지고 있다는 의미가 아니라 심장혈관 질환에 걸릴 위험도가 그만큼 증가했다는 의미다. 따라서 대표적인 동맥 질환인 동맥경화증이 진행되면 심장혈관 질환에 걸릴 위험도가 높아지게 되는데 이런 경우 혈관 나이가 많다고 할 수 있다.

실제 마흔인 사람의 혈관 나이가 60세라고 한다면 60세의 혈관 조직을 가진다는 의미가 아니라 60세에 나타나는 심장혈관 질환 발생 위험도를 가지고 있음을 의미한다. 즉, 자기 또래보다 심장혈관 질환에 걸릴 가능성이 더 크다는 의미다.

혈관 나이는 어떻게 측정할까?

혈관 나이를 측정하는 방법에는 여러 가지가 있지만 여기서는 비교적 객관적으로 인정되는 방법 3가지를 소개하고자 한다. 자세한 내용은 36페이지를 참고하길 바란다.

혈관 나이 측정법	
경동맥 내막-중막 두께 측정법	혈관초음파 검사를 통해 경동맥 내막-중막 두께가 이전 검사에 비하여 0.1mm 증가할 때마다 심근경색 발병 위험도는 10~15%, 뇌졸중 발병 위험도는 13~18% 증가한다.
플래밍함 점수 계산법	나이, 총 콜레스테롤, 고밀도 콜레스테롤, 수축기 혈압, 흡연 여부, 당뇨병 여부에 대해 각각의 위험 점수를 설정하고 모든 요소들의 점수를 합해 혈관 나이를 계산한다.
스코어 스케일 법	수축기 혈압, 흡연 여부, 성별, 총 콜레스테롤 수치를 기준으로 혈관 나이를 계산한다.

혈관 노화를 막으려면 어떻게 해야 할까?

우선 혈관에 탄력이 있어야 한다. 혈관 속 독성 물질들을 제거하고 성인병을 예방함으로써 혈관 노화를 방지할 수 있다. 따라서 유산소 운동과 음식 조절, 성인병 예방 및 관리를 잘 하면 젊고 건강한 혈관을 유지할 수 있다.

나쁜 피를 함유하고 있는 동맥, 과연 어떤 동맥일까?

심장을 중심으로 혈액이 나가고 돌아오는 것을 혈액 순환이라고 한다. 심장과 전신 조직 사이의 순환을 체순환이라 하며 심장과 허파 사이의 순환을 폐순환이라고 한다. 일반적으로 동맥에는 좋은 피가 있고 정맥에는 나쁜 피가 있다고 알려져 있지만 폐순환은 그 반대다. 대정맥을 통해 심장(우심방)으로 돌아온 나쁜 피를 허파로 이송하는 폐동맥은 정맥피를 함유하고 있고 허파에서 산소를 공급받아 심장(좌심방)으로 좋은 피를 이송하는 폐정맥은 동맥피를 함유하고 있다.

따라서 모든 동맥에는 좋은 피가 있지만 예외적으로 폐동맥에는 나쁜 피가 있다. 반면, 모든 정맥에는 나쁜 피가 있지만 예외적으로 폐정맥에는 좋은 피가 있다고 말할 수 있다.

주요 동맥 질환과 그 증상

질병	혈관	주요 증상
동맥 폐색증, 동맥 협착증	경동맥(목동맥)	뇌졸중
	관상동맥	심근경색
	복부대동맥	다리 통증, 발기부전
	하지동맥	다리 통증, 다리 괴사
	신장동맥	고혈압, 신부전
	장간막동맥	복부 통증, 체중 감소
동맥류	뇌동맥	두통, 어지러움, 파열 시 생명 위협
	복부대동맥	복부에 맥박이 있는 덩어리, 파열 시 생명 위협
	하지동맥	다리에 맥박이 있는 덩어리, 다리 통증, 파열 시 다리 괴사
	내장동맥	파열 시 통증 및 생명 위협
동맥 혈관염	버거씨병	다리 통증, 다리 괴사
	타카야스씨병	어지러움, 고혈압, 양팔 혈압 차이

주요 정맥 질환과 그 증상

질병	혈관	주요 증상
정맥판막 부전증	하지정맥	하지정맥류, 다리 무거움, 다리 경련, 피부착색
	심부정맥	다리 부종, 피부착색, 다리 무거움, 다리 경련
정맥혈전증	심부정맥	심부정맥혈전증, 다리 부종, 다리 무거움, 피부 색조 변화 및 착색
	폐동맥	폐색전증, 가슴 통증, 호흡곤란, 급사

혈관 질환에도 줄기세포 이식술이 가능한가?

동맥 폐색으로 인한 허혈(동맥이 막히거나 좁아져서 혈류 유입이 감소하는 것) 증상을 개선할 목적으로 줄기세포 이식술을 시행한다. 줄기세포가 혈관으로 분화되는 효과와 줄기세포에서 분비되는 사이토카인 물질이 허혈 증상을 감소시키는 효과를 이용한 치료법이다. 하지동맥폐색증의 치료로서 지난 15년 동안 필자가 연구하고 시술했던 자가골수줄기세포 이식술 경험을 바탕으로 볼 때 머지않아 상용화되는 줄기세포가 개발될 것이다.

동맥경화를 막기 위해
콜레스테롤이 함유된 음식을 안 먹어야 할까?

지질 성분의 일종인 콜레스테롤은 동맥경화의 주요 원인으로 알려져 있다. 동맥경화는 혈관에 지방이 가라앉아 들어붙어 동맥이 좁아지고 탄력성을 잃게 되는 현상이다. 그러나 콜레스테롤은 인체 조직에 있는 세포들의 세포막을 구성하는 기본 물질이며, 남성 및 여성호르몬과 부신피질호르몬, 비타민 D뿐만 아니라 담즙산을 만드는 데 반드시 필요한 영양소다.

따라서 혈중 콜레스테롤이 정상임에도 불구하고 콜레스테롤이 함유된 음식을 장기간 전혀 먹지 않으면 성 호르몬뿐만 아니라 비타민 D 및 담즙산 생성에 이상이 생기고 세포막 기능에도 문제가 생겨 오히려 건강을 해칠 수 있다.

고밀도 콜레스테롤과 저밀도 콜레스테롤은 무엇이 다른 걸까?

흔히 고밀도 콜레스테롤인 HDL 콜레스테롤은 좋은 콜레스테롤이고 저밀도 콜레스테롤인 LDL 콜레스테롤은 나쁜 콜레스테롤이라고 알려져 있다. 정확한 명칭은 고밀도 지질단백질 콜레스테롤, 저밀도 지질단백질 콜레스테롤이다. 콜레스테롤이 혈중에 존재하기 위해서는 지단백질로 포장된 입자 형태여야 하는데, 지단백질

저밀도 콜레스테롤 입자에는 고밀도 콜레스테롤 입자에 비해
많은 양의 콜레스테롤이 들어있다.

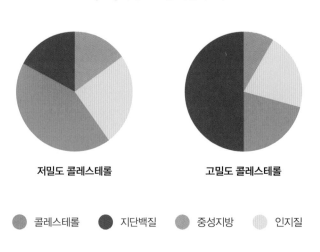

저밀도 콜레스테롤 　　　　　　　　고밀도 콜레스테롤

⬤ 콜레스테롤　　⬤ 지단백질　　⬤ 중성지방　　⬤ 인지질

양을 기준으로 고밀도와 저밀도가 결정된다. 즉 지단백질 양이 많
은 입자를 고밀도, 지단백질 양이 적은 입자를 저밀도라고 한다.

　한편, 지단백질로 포장된 입자에 존재하는 콜레스테롤 양은 지
단백질 양과 반비례한다. 따라서 고밀도 콜레스테롤에는 지단백질
이 많은 반면 콜레스테롤이 적고 저밀도 콜레스테롤에는 지단백질
이 적은 반면 콜레스테롤이 많이 있다. 즉 콜레스테롤 질이 다른 것
이 아니라 지단백질로 포장된 입자에 콜레스테롤 함량이 많으면 나

쁜 콜레스테롤인 저밀도 콜레스테롤이고, 콜레스테롤 함량이 적으면 좋은 콜레스테롤인 고밀도 콜레스테롤이다.

지방이 아니라 탄수화물을 섭취하는데 왜 비만이 될까?

체내 지방조직에 있는 중성지방은 비만의 주범이다. 중성지방은 음식으로 인해 생기기도 하지만 탄수화물 소화 과정에서 생긴 포도당을 이용해 간에서도 합성된다. 따라서 탄수화물 섭취 시 에너지로 사용하고 남은 포도당은 지방으로 저장되므로 탄수화물이 풍부한 음식을 지나치게 많이 먹고 운동을 하지 않으면 남은 포도당들이 지방으로 전환되어 체내에 쌓이게 된다.

포화 지방과 불포화 지방, 무슨 차이일까?

지방산의 화학적 구조는 크게 두 부분으로 나뉜다. 물에 녹지 않는 성질을 가진 소수성의 긴 사슬(하이드로카본 사슬)과 물에 녹을 수 있는 카복실 그룹으로 구성되어 있다. 지방산 구조에서 물에 녹지 않는 성질을 가진 소수성의 긴 사슬이 분해되기 어려운 단일결합으로 되어 있으면 포화 지방산이라고 하고, 분해되기 쉬운 이중결합으로 되어 있으면 불포화 지방산이라고 한다.

포화 지방산과 불포화 지방산 화학 구조

포화 지방산에는 이중결합이 없는 반면 불포화 지방산에는
이중결합이 있어 분해되기 쉽다.

포화 지방산

불포화 지방산

이중결합

불포화 지방산을 많이 함유하는 지방은 녹는점이 낮아서 상온에
서도 액체 형태다. 따라서 식물성 기름과 같이 불포화 지방산으로
구성된 기름들은 상온에서 액체 상태이며 동물성 기름과 같은 포화
지방산으로 구성된 기름들은 상온에서 고체 형태다.

포화 지방산은 간에서 콜레스테롤 합성을 조장하는 반면, 불포화
지방산은 혈중 콜레스테롤을 감소시켜주기 때문에 포화 지방산보
다 불포화 지방산 위주의 식단이 혈관 건강에 도움이 된다.

트랜스 지방산이란?

불포화 지방산은 구조적으로 시스$_{cis}$ 형태와 트랜스$_{trans}$ 형태 두 가지가 있다. 이 중 트랜스 형태의 불포화 지방산은 포화 지방산과 구조가 유사하고 물리적 특성이 비슷하기 때문에 트랜스 지방을 많이 섭취하면 저밀도 콜레스테롤을 증가시킬 뿐만 아니라 고밀도 콜레스테롤을 낮추는 성질이 있으므로 혈관 건강에 좋지 않다.

트랜스 지방은 액체 상태의 불포화 지방을 고체 상태로 가공하는 과정 혹은 열처리 과정 중에 생성된다. 트랜스 지방이 많이 들어있는 제품으로는 부분경화유를 사용해 만든 마가린, 버터, 마요네즈, 빵, 초콜릿뿐만 아니라 부분경화유로 튀긴 음식이 있다.

오메가 지방산이란?

지방산 구조에서 제일 마지막에 있는 탄소를 오메가 탄소라고 한다. 여기에서 세 번째 탄소에 이중결합이 있으면 오메가 3 지방산이라고 하고 여섯 번째 탄소에 이중결합이 있으면 오메가 6 지방산이라고 한다. 즉 오메가 지방산은 분해되기 쉬운 이중결합이 있는 불포화 지방산의 일종이므로 좋은 지방산이라고 할 수 있다.

혈관 건강에 도움이 되는 운동에는 어떤 것이 있나?

혈관은 혈액이 흐르는 단순한 통로가 아니다. 혈관에는 혈액 순환을 조절하는 기능이 있다. 따라서 혈관을 건강하게 유지하려면 적절한 유산소 운동을 하는 것이 좋다.

유산소 운동은 운동에 필요한 에너지를 만들기 위해 지방을 산화하는 과정에서 산소를 이용한다. 유산소 운동은 인체에 저장된 지방을 분해해 에너지를 얻기 때문에 비만 해소에 도움이 된다. 또한 혈압에 큰 영향을 주지 않으면서 혈액 순환을 도와주고 중성지방을 줄여줄 뿐만 아니라 고밀도 콜레스테롤도 증가시키기 때문에 혈관 건강에 큰 도움이 된다.

어떤 강도로 운동을 해야 할까?

어느 정도의 강도로 운동을 해야 할지 설계하고 설정한 강도에 맞게 적절히 하고 있는지 확인해야 한다. 자신이 목표한 운동 강도에 맞게 운동하는지 알기 위해서 카르보넨 공식을 이용한다. 나이에 따른 최대 심장 박동수(220 − 나이)에서 본인의 안정 시 심장 박동수를 뺀 값을 운동 강도로 곱한 뒤 다시 본인의 안정 시 심장 박동수를 더한 값이 운동 시 목표로 하는 1분당 심장 박동수가 된다.

카르보넨Karvonen 공식

최대 심장 박동수 = 220 − 나이
운동 강도에 따른 목표 심장 박동수 = {(최대 심장 박동수 − 안정 시 심장 박동수) × 운동 강도(%)} + 안정 시 심장 박동수

예를 들어 50세 정상인의 최대 심장 박동수는 '220-50=170'이다. 만일 이 사람의 안정 시 심장 박동수가 70이고 60~80%의 강도로 유산소 운동을 목표로 한다면 {(최대 심장 박동수 170 − 안정 시 심장 박동수 70) × 운동 강도(60~80%)} + 안정 시 심장 박동수 70 = 130~150이 운동 시 자신의 목표 심장 박동수가 된다. 운동 시 심장 박동수를 1분당 130~150으로 유지하면 자신이 목표로 한 60~80%의 운동 강도에 맞는 것이다.

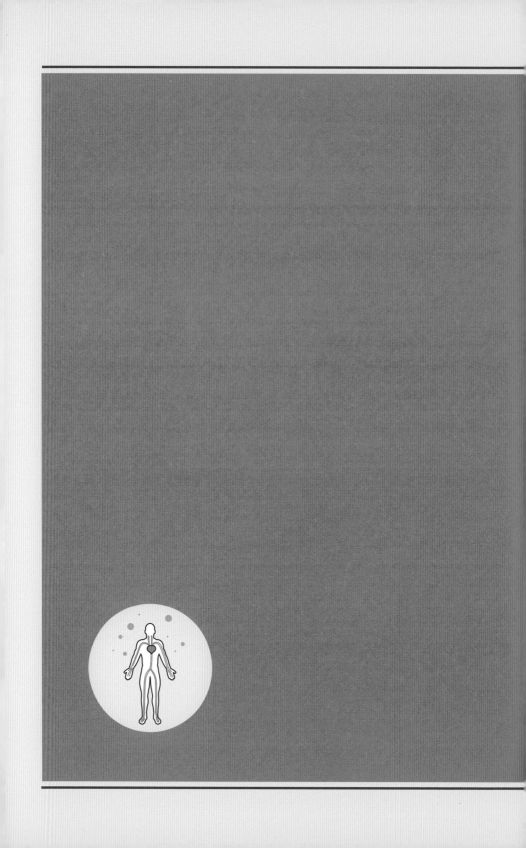

PART 01

혈관 나이
되돌려보자

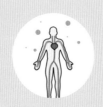

혈관이 건강해야
온몸이 건강하다

●●●
─────────────────────────────

혈관이 깨끗하고 건강해야 영양분과 산소가 풍부한 혈액을 전신 세포들과 조직에 공급할 수 있다. 궁극적으로 건강한 세포와 조직으로 구성된 건강한 몸을 가질 수 있다.

─────────────────────────────

인간은 수많은 세포와 조직으로 구성된 커다란 생명체다. 건강하다는 것은 우리 몸을 구성하는 수많은 세포와 조직들이 건강해 전체적으로 볼 때 생명체가 건강하다는 것을 의미한다. 그렇다면 어떻게 해야 세포와 조직이 건강할 수 있을까?

인간이 살기 위해서는 필요한 세 가지가 있다. 먹을 것이 있어야 하고 숨쉴 수 있어야 하며 심장이 뛰어야 한다. 식사는 단순히 위와 창자를 음식으로 채워서 포만감을 느끼기 위한 것이 아니라 영양분을 섭취하기 위한 것이다. 숨을 쉬는 것은 단순히 목을 시원하게 만들기 위한 것이 아니라 우리 몸에 산소를 공급해주고 이산화탄소를 배출시키기 위한 것이다. 심장이 뛰는 것은 힘을 자랑하기 위한 것이 아니라 혈액을 전신에 적절히 보내주기 위함이다. 이렇게 먹고, 숨쉬고, 심장이 잘 움직인다면 생존할 수 있는 기본 요건은 갖추고 있다고 말할 수 있다.

그렇다면 건강한 삶을 위해 추가적으로 필요한 것들 중 가장 중요한 것은 무엇일까? 그 해답은 바로 혈관 건강이다. 영양분과 산소가 들어있는 혈액을 심장 펌프 기능으로 전신 조직에 이송하기 위해서는 길이 있어야 한다. 그 길을 우리는 혈관이라고 부른다. 즉 혈관이 깨끗하고 건강해야 영양분과 산소가 풍부한 혈액을 전신 세포와 조직에 공급할 수 있다. 궁극적으로 건강한 세포와 조직으로 구성된 건강한 몸을 가질 수 있다.

튼튼한 혈관이란?

건강한 혈관은 동맥과 정맥 그리고 림프관에 따라 그 의미가 조금씩 다르다. 동맥 혈관이 건강하다는 것은 내부에 기름기와 같은 찌꺼기가 없이 넓고 깨끗한 형태를 가지면서 동맥 혈관벽이 적절한 탄력성을 가지고 있는 것을 의미한다.

정맥 혈관이 건강하다는 것은 내부에 있는 정맥 판막 기능이 정상이고 내부에 혈전이 없으면서 정맥 혈관벽이 적절한 탄력성을 가지고 있는 것을 의미한다.

림프관이 건강하다는 것은 림프관 내부 있는 판막 기능과 림프액 이송 능력이 정상인 것을 의미한다. 한마디로 혈액을 이송하는 길이 넓고 탄력성이 있는 경우를 튼튼한 혈관이라고 한다.

혈관에도
나이가 있다

혈관 나이는 심장혈관 질환에 걸릴 위험도를 나타낸다.

우리가 흔히 말하는 나이는 출생일을 기준으로 살아온 기간을 의미한다. 이는 객관적이고 가장 명확한 의미를 가지며 그 숫자가 커질수록 세포 및 조직학적 관점에서 보면 향후 생존 기간이 줄어든다. 결국 나이를 먹을수록 인체의 세포는 점점 노화되어 결국 우리는 죽게 된다. 그러나 출생일을 기준으로 하는 나이 외에도 다른 의미의 나이들도 많이 있다.

정신 나이 혹은 정신 연령은 사고하고 행동하는 모습 등을 종합해 산출한다. 정신 연령은 단순히 아이큐로 평가할 수 없기 때문에 아이큐가 높다고 해서 정신 연령이 높은 것은 아니다. 정신 연령 발달에 영향을 주는 것에는 선천적인 요소들도 있지만 그보다는 후천적인 환경이 더욱 중요하다. 가정뿐 아니라 사회 생활에서 일어나는 개인적인 경험을 바탕으로 정신 연령이 달라질 수 있기 때문이다. 흔히 나이보다 훨씬 어른스럽게 행동하거나 사고하는 사람을 보면 정신 연령이 높다고 말한다. 따라서 정신 연령이 높다는 것은 칭찬의 의미로 사용되는 경우가 많다.

또한 인체의 여러 조직을 대상으로 조직별 나이를 분석해 건강의 지표로 삼기도 한다. 비교적 잘 알려진 조직 나이로는 뼈 나이, 피부 나이 그리고 혈관 나이가 있다. 사춘기 이전에 성장판이 닫혀서 키가 크지 않은 경우 그 원인으로 뼈 나이를 지목하기도 한다. 또한 뼈 나이는 성조숙증과도 연관이 있어 치료 시기를 정하는 기준이 되기도 한다. 피부 나이는 대부분 사람들이 관심 갖는 대표적인 인체 조직 나이다. 피부 나이가 젊다는 것은 탄력성이 있는 아름다움을 상징하며 반면에 피부 나이가 늙었다는 것은 주름이 있고 탄력성이 떨어진 피부를 의미한다. 따라서 우리는 피부 나이가 젊기를 원하고 이를 위해 노력한다. 그렇다면 혈관 나이란 무엇이며, 그 의미는 무엇일까?

혈관 나이란 무엇인가?

혈관은 혈액이 흐르는 통로다. 혈관의 탄력성이 좋고 내부에 찌꺼기가 없이 자기 고유의 직경을 유지하고 있는 경우 혈관 나이를

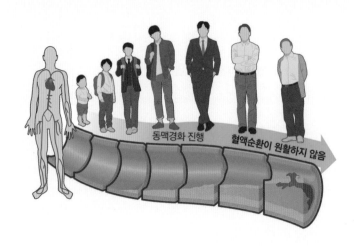

동맥경화증이 진행되면 심장혈관 질환에 걸릴 위험도가 증가하게 되며 이런 경우 혈관 나이가 많다고 평가된다.

젊다고 말한다. 반면 혈관벽이 돌처럼 딱딱해지고(석회화) 탄력성이 떨어지고 혈관벽에 죽종 혹은 플라그라는 기름 덩어리가 생겨 직경이 좁아지면 혈관이 노화됐다고 말한다. 당연히 혈관이 노화될수록 뇌졸중, 심근경색, 말초동맥 질환 등을 포함한 심장혈관 질환에 걸릴 위험도는 증가한다. 일반적으로 생물학적 나이가 많아짐에 따라 심장혈관 질환에 걸릴 위험도는 증가한다. 혈관 나이는 심장혈관 질환에 걸릴 위험도를 의미한다. 즉, 혈관 나이가 많다고 하는 것은 나이 많는 사람의 혈관 조직을 가지고 있다는 의미가 아니라 심장

혈관 질환에 걸릴 위험도가 그만큼 증가했다는 뜻이다.

따라서 대표적인 동맥 질환인 동맥경화증이 진행되면 심장혈관 질환에 걸릴 위험도가 증가하게 되는데 이런 경우 혈관 나이가 많다고 할 수 있다.

실제 나이 40세인 사람의 혈관 나이가 60세라고 해보자. 이는 60세의 혈관을 가지고 있다는 것이 아니다. 60세 정상인들에게 나타나는 심장혈관 질환 발생 위험도를 가지고 있음을 의미한다. 자기 또래의 사람들보다 심장혈관 질환에 걸릴 가능성이 크다는 뜻이다. 일반적으로 혈관 나이가 자기 나이와 동일하게 나왔다면 또래에 비해 건강한 혈관을 갖고 있다고 말할 수 있다.

혈관 노화,
막을 수 있다

혈관 노화는 심장혈관 질환에 걸릴 위험도를 증가시킨다. 따라서 혈관 나이를 젊게 되돌리는 노력이 필요하다. 혈관 탄력성을 키우고 독성 물질들을 제거하며 성인병을 예방하고 관리함으로써 혈관 노화를 막을 수 있다.

혈관이 노화되면 심장혈관 질환에 걸릴 위험도가 증가한다. 즉 혈관 노화는 혈관 나이를 올리는 주범이다. 성인병으로 잘 알려진 고혈압, 고지혈증, 당뇨, 비만 등은 동맥경화를 유발시키기 때문에 혈관 노화의 주된 원인이다. 아울러 담배는 니코틴의 영향으로 혈관벽을 직접 손상시키기 때문에 이 역시 혈관 노화의 원인으로 알려져 있다. 그렇다면 혈관 노화를 어떻게 막을 수 있을까?

먼저, 유산소 운동을 통해 혈관 탄력성을 회복하고 노폐물을 제거해야 한다. 또한 음식 조절을 통해 고혈압, 고지혈증, 당뇨, 비만

혈관 나이에 영향을 주는 요소

혈관 나이 측정에 관여하는 요소

나이, 성별, 키, 몸무게, 허리둘레, 혈중지질수치(총 콜레스테롤, 고밀도 콜레스테롤,
저밀도 콜레스테롤), 항고지혈증 약물 복용 여부, 혈압(수축기 혈압, 이완기 혈압),
혈압약 복용 여부, 공복혈당수치, 당뇨병 유무, 당뇨병 이환 기간,
당뇨병 치료 여부, 심장병 경력, 뇌졸중 경력, 말초동맥 질환 유무, 가족력

혈관 나이 증가 요소	혈관 나이 감소 요소
고혈압, 고지혈증, 당뇨, 비만, 흡연, 운동 부족, 노화, 심장혈관 질환 가족력	운동, 음식 조절, 성인병 예방 및 치료, 금연

등과 같은 성인병을 예방하고 관리하며, 기존 성인병을 잘 치료받
고 담배를 끊어야 한다. 누구나 잘 알고 있는 방법이지만 혈관 노화
를 막는 지름길임을 명심해야 한다. 그렇다면 이제 혈관 나이를 측
정해보고 젊어지는 법에 대해서도 자세히 알아보자.

혈관 나이를
측정해보자

●・●・●

혈관 나이는 절대적인 숫자가 아니라 상대적인 숫자다. 혈관 나이를 측
정하는 방법에는 여러 가지가 있지만 여기서는 비교적 객관적으로 인정
되는 방법 세 가지를 소개하겠다.

혈관 나이는 절대적인 숫자가 아니라 상대적인 숫자다. 방법에 따
라 같은 사람의 혈관 나이를 측정해도 그 결과가 다를 수도 있다.
따라서 혈관 나이를 측정하는 여러 방법 중에서 그래도 비교적 객
관적인 방법을 소개하고자 한다.

필자가 추천하는 세 가지 방법으로는 ❶ 혈관 초음파 검사를 통
해 혈관 나이를 측정하는 경동맥 내막-중막 두께 측정법, ❷ 자가로
혈관 나이를 예측할 수 있는 플래밍함Framingham 점수 계산법 그리고
❸ 스코어SCORE 스케일 법이 있다.

이 외에도 맥박파속도pulse wave velocity 측정법이 있다. 이는 심장 박

동에 따라 발생되는 혈류 파동이 전신에 얼마나 빨리 전달되는가를 측정하는 방법이다. 혈관의 탄력성이 떨어져서 경직되면 맥박파속도가 더욱 빨라지게 된다는 원리를 이용한 것으로 맥박파속도의 차이를 혈관 나이로 환산하는 방식이다.

❶ 경동맥 내막-중막 두께 측정법

경동맥은 심장에서 나온 동맥의 피를 뇌에 공급하는 동맥으로서 목 좌우에 각각 하나씩 있다. 경동맥에 동맥경화가 진행되어 혈관 내벽에 기름 덩어리인 플라그(죽종)가 많이 쌓이게 되면 뇌졸중에 걸릴 수 있다. 따라서 중년 이상 혹은 성인병에 걸릴 고위험군에게는 건강검진 시 경동맥 초음파검사를 정기적으로 시행하도록 권장하고 있다.

경동맥 초음파검사는 경동맥에 있는 동맥경화 정도를 측정할 목적으로 과거에는 시행됐지만 최근에는 경동맥 내막-중막 두께를 주기적으로 측정하여 뇌졸중뿐만 아니라 심근경색 발생 위험도를 예측하는 데에도 이용되고 있다.

전 세계 주요 연구 기관의 자료들을 종합한 메타분석에 의하면, 총 경동맥 내막-중막 두께가 이전 검사에 비하여 0.1mm 증가할 때 마다 심근경색 발병 위험도는 10~15%, 뇌졸중 발병 위험도는 13~18% 증가한다고 한다. 따라서 두께가 0.2mm 증가하면 심근

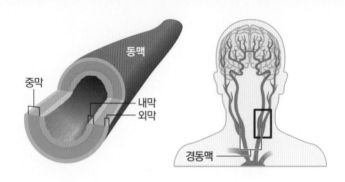

경동맥은 목 좌우에 각각 하나씩 있다.
혈관 초음파검사로 내막과 중막의 두께를 측정한다.

경색 발병 위험도는 20~30%, 뇌졸중 발병 위험도는 26~36% 증가하고 0.3mm 증가하면 심근경색 발병 위험도는 30~45%, 뇌졸중 발병 위험도는 39~54% 증가한다.

총 경동맥 내막-중막 두께 절대값을 기준으로 심장혈관 질환 위험도를 예측하는 경우, 총 경동맥 내막-중막 두께 0.63mm를 기준으로 0.16mm 증가할 때마다 심근경색 발병 위험도는 11~22%, 뇌졸중 발병 위험도는 22~35% 증가한다. 따라서 두께가 0.32mm 증가해 총 경동맥 내막-중막 두께가 0.95mm가 되면 심근경색 발병 위험도는 22~44%, 뇌졸중 발병 위험도는 44~70% 증가한다.

경동맥 내막-중막 두께를 측정한 본인의 검사 결과가 동년배 다

총 경동맥 내막-중막 두께가 이전 검사보다 0.1mm 증가함에 따른 위험도 증가율		
구분	심근경색 발병 위험도	뇌졸중 발병 위험도
성별, 나이 보정	15% 증가	18% 증가
성별, 나이, 위험인자 보정	10% 증가	13% 증가

총 경동맥 내막-중막 두께 0.63mm를 기준으로 0.16mm 증가마다 위험도 증가율		
구분	심근경색 발병 위험도	뇌졸중 발병 위험도
성별, 나이 보정	22% 증가	35% 증가
성별, 나이, 위험인자 보정	11% 증가	22% 증가

른 사람들과 비교해 90% 퍼센타일에 해당하는 결과가 나왔다면, 동년배 정상인의 90%는 본인보다 두께가 얇고 단지 동년배 정상인의 10 % 정도만이 본인보다 두께가 더 높다는 의미다. 따라서 이 사람은 동년배 정상인의 경동맥 내막-중막 두께보다 매우 두껍기 때문에 향후 뇌졸중과 심근경색에 걸릴 위험도가 동년배 정상인에 비해 높다.

❷ 플래밍함 점수 계산법

혈관 나이와 관련 있는 요소들은 매우 많으며 각각의 가중치도 다르고 또한 복합 요인으로 작용했을 때는 더 높은 가중치를 보이기 때문에 전 세계적으로 통일된 표준 계산법이 없다. 따라서 중요한 요소만을 대상으로 가중치를 만들어서 혈관 나이를 계산하는 플래밍함 점수 계산법을 추천한다. 플래밍함 점수 계산법에 따르면 나이, 총 콜레스테롤, 고밀도 콜레스테롤, 수축기 혈압, 흡연 여부, 당뇨병 여부에 대해 각각의 위험 점수를 설정하고 모든 요소들의 점수를 합해 혈관 나이를 측정하고 있다.

다음의 표를 참고해 혈관 나이를 계산해보자. 예를 들어 52세 남자(8점)의 경우, 총 콜레스테롤 220mg/dl(2점), 고밀도 콜레스테롤 40mg/dl(1점), 수축기 혈압(치료하지 않은 상태) 155mmHg(2점), 금연(0점)하고 있으며, 당뇨병(3점)이 있다면 총 점수는 16점이 된다. 따라서 혈관 나이는 76세가 되며 심장혈관 질환에 걸릴 위험도는 25.3%다. 52세인 사람의 혈관 나이가 76세라면 실제로 76세 나이의 혈관 조직을 가지고 있다는 것이 아니다. 뇌졸중, 심근경색 등 심장혈관 질환에 걸릴 위험도가 72세 정상인의 수치인 25.3%에 해당한다는 의미다. 이에 비해 실제 52세가 심장혈관 질환에 걸릴 위험도는 7.9%기 때문에 동년배 정상인에 비해 심장혈관 질환에 걸릴 위험도가 3배 이상 높다는 뜻이다.

❶에서 위험 인자별로 해당하는 점수를 표시하고 모두 합한 총

위험 인자	남자	여자
1. 나이		
30-34	0	0
35-39	2	2
40-44	5	4
45-49	6	5
50-54	8	7
55-59	10	8
60-64	11	9
65-69	12	10
70-74	14	11
75세 이상	15	12
2. 총 콜레스테롤 (mg/dl)		
160 이하	0	0
160-199	1	1
200-239	2	3
240-279	3	4
280 이상	4	5
3. 고밀도 콜레스테롤 (mg/dl)		
35 이하	2	2
35-44	1	1
45-49	0	0
50-59	-1	-1
60 이상	-2	-2

4. ①②중 선택		
① 수축기 혈압 (치료하지 않은 경우) (mmHg)		
120 이하	-2	-3
120-129	0	0
130-139	1	1
140-149	2	2
150-159	2	4
160 이상	3	5
② 수축기 혈압 (치료하는 경우) (mmHg)		
120 이하	0	-1
120-129	2	2
130-139	3	3
140-149	4	5
150-159	4	6
160 이상	5	7
5. 흡연 여부		
금연	0	0
흡연	4	3
6. 당뇨병		
없음	0	0
있음	3	4
위험 인자 총점 ( )		

❷ 혈관 나이 전환 표

총점	≤ -1	0	1	2	3	4	5	6	7	8	9	10	11	12	13	14	15	16	>17
남자	< 30	30	32	34	36	38	40	42	45	48	51	54	57	60	64	68	72	76	80+
여자	< 30	<30	31	34	36	39	42	45	48	51	55	59	64	68	73	79	80+	80+	80+

❸ 심장혈관 질환 위험도

위험 인자 총점	남자 (%)	여자 (%)
≤ -3	< 1	< 1
-2	1.1	< 1
-1	1.4	1
0	1.6	1.2
1	1.9	1.5
2	2.3	1.7
3	2.8	2
4	3.3	2.4
5	3.9	2.8
6	4.7	3.3
7	5.6	3.9
8	6.7	4.5
9	7.9	5.3
10	9.4	6.3
11	11.2	7.3
12	13.2	8.6
13	15.6	10
14	18.4	11.7
15	21.6	13.7
16	25.3	15.9
17	29.4	18.5
18	>30	21.5
19	>30	24.8
20	>30	28.5
21+	>30	> 30

점수를 ❷에 적용해 혈관 나이를 구할 수 있다. 또한 ❸에 적용해 심장혈관 질환에 걸릴 위험도를 알 수 있다.

❸ 스코어 스케일 법

스코어SCORE 스케일 법은 유럽에서 조사된 자료를 바탕으로 고안된 방법이다. 이 계산법은 심장혈관 질환에 걸릴 위험이 높은 나라(핀란드, 러시아, 노르웨이, 영국, 스코틀랜드, 덴마크, 스웨덴, 독일)와 위험이 낮은 나라(벨기에, 이탈리아, 프랑스, 스페인)를 구분해 혈관 나이를 구한다. 이 방법에서 혈관 나이 측정을 위해 설정한 주요 요소들은 수축기 혈압, 흡연 여부, 성별, 총 콜레스테롤(1mg/dl=0.0259mmol/L)이다. 그러나 우리나라를 어느 위험군에 적용하냐에 따라 혈관 나이가 달라지고 이 계산법에서 사용되는 총 콜레스테롤 단위가 국내 병원에서 보고되는 단위와 다르기 때문에 다시 환산해 계산해야 한다. 이러한 복잡한 점들이 있어서 권장하기는 어렵다. 그렇지만 궁금해하는 독자를 위해 설명했으니 참고하길 바란다.

예를 들어보자. 50대인 남자가 흡연을 하며 총 콜레스테롤 270 mg/dl(7.0mmol/L), 혈압 160mmHg라면 이 사람의 혈관 나이는 저위험국 기준으로 70세, 고위험국 기준으로 72세다. 또한 심장혈관 질환에 걸릴 위험도는 저위험국을 기준으로 하면 3~4%고, 고위험국을 기준으로 하면 5~9%다. 72세 혹은 70세 나이의 혈관을 가진 다는 것이 아니라, 뇌졸중, 심근경색 등 심장혈관 질환에 걸릴 위험 도가 72세 혹은 70세 사람들과 같다는 의미다.

저위험군 국가 기준 혈관 나이 및 위험도 측정표

박스 안에 있는 숫자는 혈관 나이를 의미하며 색깔은 심장혈관 질환 위험도를 나타낸다.

수축기 혈압	비흡연 여성					나이	흡연 여성					수축기 혈압
180	76	78	79	81	82		84	86	87	89	91	180
160	72	73	74	76	78	65	79	81	82	84	86	160
140	68	69	70	72	73		75	76	77	79	81	140
120	64	65	66	68	69		70	72	73	75	76	120
180	70	71	73	74	76		77	79	80	82	84	180
160	66	67	69	70	71	60	73	74	76	77	79	160
140	63	64	65	66	67		69	70	71	73	74	140
120	59	60	61	62	64		65	66	67	69	70	120
180	64	65	66	68	69		70	72	73	74	76	180
160	61	62	63	64	65	55	66	68	69	70	72	160
140	57	58	59	60	62		63	64	65	66	68	140
120	54	55	56	57	58		59	60	62	63	64	120
180	58	59	60	61	62		64	65	66	67	69	180
160	55	56	57	58	59	50	60	61	62	64	65	160
140	52	53	54	55	56		57	58	59	60	61	140
120	49	50	51	52	53		54	55	56	57	58	120
180	46	46	47	48	49		50	51	52	53	54	180
160	44	44	45	46	47	40	47	48	49	50	51	160
140	41	42	43	44	44		45	46	47	47	48	140
120	39	40	41	41	42		43	43	44	45	46	120
mmHg	4	5	6	7	8	년	4	5	6	7	8	mmHg

콜레스테롤 mmol/1

수축기 혈압	비흡연 남성					나이	흡연 남성					수축기 혈압
180	80	82	85	87	90		91	94	97	100	104	180
160	74	76	78	81	84	65	84	87	90	93	96	160
140	68	70	72	75	78		78	80	83	86	89	140
120	63	65	67	70	72		72	74	77	80	83	120
180	73	75	78	80	83		84	86	89	92	96	180
160	68	70	72	74	77	60	77	80	82	85	89	160
140	63	65	67	69	72		72	74	76	79	82	140
120	58	60	62	64	67		66	69	71	73	76	120
180	67	69	71	73	76		76	79	81	84	87	180
160	62	64	66	68	71	55	70	73	75	78	81	160
140	57	59	61	63	66		65	67	70	72	75	140
120	53	55	57	59	61		61	63	65	67	70	120
180	60	62	64	66	69		69	71	73	76	79	180
160	56	58	60	62	64	50	64	66	68	70	73	160
140	52	54	56	57	60		59	61	63	65	68	140
120	49	50	52	54	56		55	57	59	61	63	120
180	47	49	50	52	54		53	55	57	59	62	180
160	44	46	47	49	51	40	50	52	53	55	57	160
140	41	43	44	46	47		47	48	50	52	54	140
120	39	40	41	43	44		44	45	47	48	50	120
mmHg	4	5	6	7	8	년	4	5	6	7	8	mmHg

위험도 ≤1% 1% 2% 3~4% 5~9% 10~14% ≥15%

고위험군 국가 기준 혈관 나이 및 위험도 측정표

박스 안에 있는 숫자는 혈관 나이를 의미하며 색깔은 심장혈관 질환 위험도를 나타낸다.

수축기 혈압	비흡연 여성					나이	흡연 여성					수축기 혈압
180	76	78	80	81	83		85	86	88	90	93	180
160	72	73	75	77	79	65	80	81	83	85	87	160
140	68	69	71	72	74		75	76	78	80	82	140
120	64	65	67	68	70		70	72	74	76	78	120
180	70	72	73	75	77		78	79	81	83	85	180
160	66	67	69	71	72	60	73	75	76	78	80	160
140	62	64	65	67	68		69	70	72	74	76	140
120	59	60	61	63	65		65	66	68	70	71	120
180	64	65	67	68	70		71	72	74	76	78	180
160	60	62	63	64	66	55	67	68	70	71	73	160
140	57	58	60	61	62		63	64	66	67	69	140
120	54	55	56	58	59		59	61	62	64	65	120
180	58	59	60	62	63		64	65	67	68	70	180
160	55	56	57	58	60	50	60	61	63	64	66	160
140	52	53	54	55	57		57	58	59	61	62	140
120	49	50	51	52	54		54	55	56	58	59	120
180	46	46	47	48	49		50	51	52	53	55	180
160	44	44	45	46	47	40	47	48	49	51	52	160
140	41	42	43	44	44		45	46	47	48	49	140
120	39	40	41	41	42		43	44	45	46	47	120
mmHg	4	5	6	7	8	년	4	5	6	7	8	mmHg

콜레스테롤 mmol/1

수축기 혈압	비흡연 남성					나이	흡연 남성					수축기 혈압
180	80	83	86	89	93		92	96	99	103	107	180
160	74	76	79	82	86	65	85	88	91	95	99	160
140	68	70	73	76	79		78	81	84	88	91	140
120	63	65	68	70	73		72	75	78	81	85	120
180	73	76	79	82	85		85	88	91	95	98	180
160	68	70	73	76	79	60	78	81	84	87	91	160
140	63	65	67	70	73		72	75	78	81	84	140
120	58	60	62	65	68		67	69	72	75	78	120
180	67	69	72	75	78		77	80	83	86	90	180
160	62	64	67	69	72	55	71	74	77	80	83	160
140	57	59	62	64	69		66	68	71	74	77	140
120	53	55	57	59	62		61	63	66	68	71	120
180	60	62	65	67	70		69	72	75	78	81	180
160	56	58	60	63	65	50	64	66	69	72	75	160
140	52	54	56	58	61		59	62	64	67	70	140
120	48	50	52	54	56		55	57	60	62	65	120
180	47	49	51	53	55		54	56	58	61	63	180
160	44	46	47	49	51	40	50	52	54	56	59	160
140	41	43	44	46	48		47	49	50	52	55	140
120	39	40	42	43	45		44	45	47	49	51	120
mmHg	4	5	6	7	8	년	4	5	6	7	8	mmHg

위험도   ≤1%   1%   2%   3~4%   5~9%   10~14%   ≥ 15%

PART 02

젊은 혈관으로
바꾸는 법

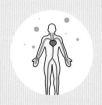

우리 몸에 있는
혈관에 대해 알아보자

우리 몸에 존재하는 혈관의 총 길이는 10~12만 km로 지구 둘레 약 2.5~3배 정도다. 이렇게 긴 혈관 중 어느 한 곳이라도 이상이 생기면 건강에 적신호가 켜진다.

혈관은 혈액이 다니는 이동 통로다. 우리 몸의 모든 조직들은 혈액을 통해 영양분과 산소를 공급받고 노폐물을 배출시켜 건강을 유지한다. 따라서 혈관에 문제가 생겨 혈액 순환에 장애가 발생하면 건강에 적신호가 켜진다.

우리 몸에 존재하는 혈관의 총 길이는 10~12만 km로 지구 둘레의 약 2.5~3배 정도다. 이렇게 긴 혈관 중 어느 한 곳이라도 이상이 생기면 건강에 문제가 생긴다. 따라서 엄청나게 긴 혈관을 건강하게 유지하기 위해서는 많은 노력이 필요하다. 이를 위해 이번에는 혈관의 종류와 그 기능에 대해 알아보자.

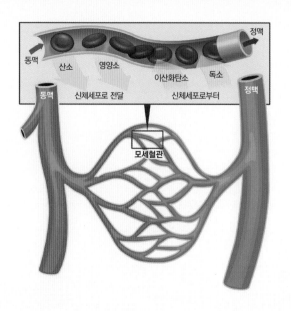

혈관에는 심장에서 전신 조직까지 혈액을 공급하는 동맥과 전신 조직에서 심장까지 혈액을 이송하는 정맥 그리고 동맥과 정맥을 연결시켜주는 모세혈관이 있다. 또한 조직에서 생성된 림프액을 심장으로 전달해주는 림프관도 혈관의 일종이다.

동맥 혈관은 영양분과 산소가 풍부한 좋은 피를 공급해주는 혈관이다. 인체를 구성하는 세포와 조직들을 건강하게 하고 그 기능을 유지할 수 있도록 한다. 정맥 혈관은 조직에서 나온 이산화탄소와 노폐물이 많이 있는 나쁜 피를 수거해 심장과 폐로 전달한다. 영양분과 산소가 풍부한 피로 거듭날 수 있도록 돕는 혈관이다. 모세혈관은 조직 안에 있는 미세한 세동맥과 세정맥을 연결하는 혈관이다. 직경이 약 0.01mm(10㎛) 정도이며 적혈구가 겨우 통과할 정도 크기다.

체순환과 폐순환

심장을 중심으로 혈액이 나가고 돌아오는 것을 혈액 순환이라고 한다. 혈액 순환에는 크게 두 가지가 있다. 심장과 전신 조직 사이의 순환을 '체순환'이라 하며 심장과 허파 사이의 순환을 '폐순환'이라고 한다. 일반적으로 동맥에는 좋은 피가 있고 정맥에는 나쁜 피가 있다고 알려져 있지만 폐순환에서는 그 반대다.

심장과 전신 조직 사이의 체순환에서 동맥은 좋은 피, 정맥은 나쁜 피를 함유하지만, 심장과 폐 사이의 폐순환에서 폐동맥과 폐정맥은 정반대의 피를 함유하고 있다. 즉 대정맥을 통해 심장(우심방)으로 온 나쁜 피를 허파로 이송하는 폐동맥은 나쁜 피를 함유하고 있고 허파에서 산소를 공급받아 심장(좌심방)으로 이송하는 폐정맥은 좋은 피를 함유하고 있다.

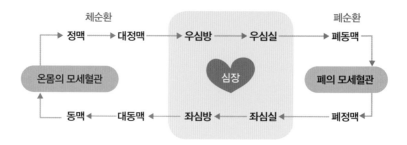

체순환과 폐순환

체순환

정맥 → 대정맥 → 우심방 → 우심실

온몸의 모세혈관

심장

동맥 ← 대동맥 ← 좌심방 ← 좌심실

폐순환

폐동맥

폐의 모세혈관

폐정맥

혈관의 구조

혈관은 크게 세 개의 층으로 구성되어 있다. 혈액이 흐르는 가장 안쪽 층을 내막이라고 한다. 내막은 매우 중요한 세포인 내피세포로 구성되어 있다. 내피세포는 혈전 형성을 막아주고 혈관 투과성과 혈관 긴장도를 조절하는 다양한 기능을 가지고 있다. 혈관벽의 중간층인 중막은 혈관평활근세포로 구성된 가장 두터운 층이며 자율신경인 교감신경과 부교감신경이 분포되어 있어 혈관이 수축하거나 이완하는 기능을 가지고 있다. 혈관벽의 가장 바깥 층을 외막이라고 하며 단단한 결합조직으로 구성되어 있어 혈관이 지나치게 확장되거나 파열되지 않도록 해준다. 또한 내막과 중막 그리고 중막과 외막 사이에는 탄성섬유로 구성된 탄성판이 있어 혈관의 탄력

동맥과 정맥의 구조

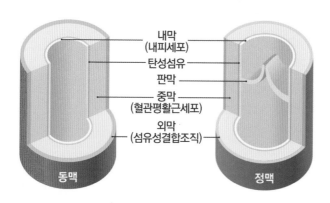

내막
(내피세포)

탄성섬유

판막

중막
(혈관평활근세포)

외막
(섬유성결합조직)

동맥

정맥

정맥판막 모습과 기능

정상 정맥판막	고장 난 정맥판막
정맥 혈류가 역류되는 것을 막아준다.	정맥 혈류가 역류되어 하방 정맥들이 부푼다.

성을 유지시켜준다.

　한편 정맥에는 정맥 혈류의 역류 현상을 막아주는 정맥 판막이라는 특수한 구조가 있다. 정맥 판막은 눈에 보이지 않을 정도로 매우 얇은 조직이며 심장 판막과 상관없다. 즉 하지 정맥 판막이 고장 나도 심장 판막에 이상이 생기지 않는다.

혈관 차이가
건강 차이다

• • •

동맥과 정맥 그리고 림프관 들은 그 구조와 기능이 서로 다르므로 각 혈관 질환의 원인과 증상들 역시 서로 다르다.

동맥 질환

심장은 온몸에 혈액을 공급한다. 또한 다른 신체기관과 마찬가지로 혈액을 통해 지속적으로 산소와 영양분을 공급받는다. 이러한 심장에 산소와 영양분을 공급하는 혈관이 관상동맥이다.

파이프가 오래되면 녹슬 듯, 관상동맥이 좁아지고 막히는 것을 동맥경화라고 한다. 동맥경화는 혈관이 늙음에 따라 발생하는 질환이다. 그러나 어떤 생활 습관을 갖고 있느냐, 성인병을 앓고 있느냐 등에 따라 그 진행 속도는 다르다.

동맥의 주요 기능은 인체의 세포와 조직에 영양분과 산소를 공급

주요 동맥 질환과 증상		
질병	혈관	주요 증상
동맥 폐색증, 동맥 협착증	경동맥(목동맥)	뇌졸중
	관상동맥(심장동맥)	심근경색
	복부대동맥	다리 통증, 발기부전
	하지동맥	다리 통증, 다리 괴사
	신장동맥	고혈압, 신부전
	장간막동맥	복부 통증, 체중 감소
동맥류	뇌동맥	두통, 어지러움, 파열 시 생명 위협
	복부대동맥	복부에 맥박이 있는 덩어리, 파열 시 생명 위협
	하지동맥	다리에 맥박이 있는 덩어리, 다리 통증, 파열 시 다리 괴사
	내장동맥	파열 시 통증 및 생명 위협
동맥 혈관염	버거씨병	다리 통증, 다리 괴사
	타카야스씨병	어지러움, 고혈압, 양팔 혈압 차이

하는 것이다. 따라서 동맥이 막히거나 좁아져서 혈액 공급이 원활
하지 못하게 되면 해당 조직별로 여러 증상들이 나타난다. 동맥이
막히거나 좁아지는 주요 원인으로는 동맥 혈관 내부에 기름 덩어리
가 붙어서 점차 커지게 되거나 혈관벽이 딱딱하게 굳어지는 동맥경
화를 들 수 있다. 드물게는 동맥 혈관벽에 생기는 염증 반응으로 혈
관이 두터워지거나 섬유화되어 동맥이 막히는 동맥 혈관염이 있는

데 버거씨병, 타카야스씨병 등이 이에 해당한다.

한편 동맥벽이 약해져서 풍선처럼 커지는 동맥류라는 질병이 있다. 이 병은 동맥경화뿐 아니라 결합 조직의 이상, 선천적 요인 등 다양한 원인 때문에 생길 수 있다. 발병하는 혈관에 따라 복부대동맥류, 뇌동맥류, 하지동맥류라고 하며 동맥류로 인해 주변 조직을 압박하거나 터지면 통증뿐 아니라 사망에 이를 수도 있다.

정맥 질환

정맥의 주요 기능은 심장으로 혈액을 이송하는 것이다. 따라서 정맥 혈관에 이상이 생겨 정맥 혈액 이송이 잘 안 되면 조직에 나쁜 피가 고이고 다양한 증상들이 나타난다. 정맥은 동맥과 달리 정맥 판막이라는 특수 구조가 있어 정맥 혈류를 말초에서 심장 쪽으로만 흐르게 하고 정맥 혈류가 거꾸로 흐르는 것을 막아준다. 따라서 정맥 판막이 고장 나면 정맥 혈액이 역류하는데 이로 인한 대표적인 병이 하지정맥류다.

또 다른 주요 정맥 질환으로는 피가 응고되는 혈전증이 있다. 혈액은 혈관 속에서 계속 흘러야 하며 응고되어서는 안 된다. 일반적으로 상처가 나서 피가 나면 지혈이 된다. 이 과정에 혈액 응고를 촉진시키는 다양한 요소들이 존재한다. 지혈과 관련된 다양한 요소들에 이상이 생기면 과응고 조건이 유발되면서 엉뚱하게 혈관 내부

주요 정맥 질환과 증상		
질병	혈관	주요 증상
정맥판막 부전증	하지정맥	하지정맥류, 다리 무거움, 다리 경련, 피부 착색
	심부정맥	심부정맥판막 부전증, 다리 부종, 피부 착색, 다리 무거움, 다리 경련
정맥혈전증	심부정맥	심부정맥 혈전증, 다리 부종, 피부 착색, 다리 무거움
	폐동맥	폐색전증, 가슴 통증, 호흡 곤란, 급사

의 혈액이 응고된다. 특히 정맥은 흐름이 느리고 압력이 낮아서 피가 쉽게 응고되는데 이를 정맥혈전증이라고 한다.

림프관 질환

림프관은 조직에서 만들어진 림프액을 심장으로 이송시킨다. 따라서 림프관에 이상이 발생하면 팔과 다리 등 말초 조직에 림프액이 비상적으로 많이 고여 림프부종과 림프관염이 발생한다.

림프부종은 자궁암과 난소암 혹은 유방암 수술 시 동반하는 골반 내부 림프절 혹은 겨드랑이 림프절 절제술에 따른 후유증으로 발생한다. 일부에서는 선천적인 이상으로 발병하기도 한다.

림프관염은 주로 팔과 다리의 림프관에서 염증이 발생해 통증과

주요 림프관 질환과 증상		
질병	혈관	주요 증상
림프부종	하지림프관	하지 부종
	상지림프관	상지 부종
림프관염	하지림프관	피부발적, 고열
	상지림프관	피부발적, 고열

피부발적이 생기고 고열이 동반되는 질환이다. 림프부종이 있는 경우, 림프관염이 자주 발병하며 흔히 봉와직염이라 부르기도 한다.

전신 림프관 해부도

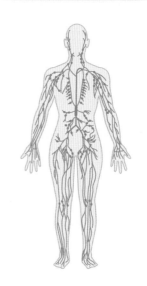

잘못된 습관으로
혈관이 망가진다

혈관은 한번 망가지면 잘 치료해도 원상 회복하기 어렵다. 따라서 처음부터 망가지지 않도록 잘 관리하고 예방하는 것이 무엇보다도 중요하다. 동맥과 정맥, 림프관에 따라 발병 원인들이 다르기 때문에 구분해서 정확히 알고 있어야 한다.

동맥 혈관이 망가지는 원인

혈관 질환은 노화 현상의 일종이다. 나이를 먹으면 혈관 질환이 발생하기 쉽다. 그러나 젊은 사람에게서 혈관 질환이 발생하는 것은 큰 문제다. 동맥 혈관이 망가지는 원인을 파악하고 이를 관리한다면 동맥을 건강하게 오랫동안 사용할 수 있다.

동맥 혈관이 망가지는 주요 원인에는 고혈압, 고지혈증, 당뇨, 비만 등의 성인병과 흡연이 있다. 따라서 성인병을 예방하기 위한 적절한 운동과 음식 요법 그리고 담배를 끊음으로써 동맥 혈관이 손상되는 것을 막아야 한다.

먼저 고혈압은 대표적으로 동맥 혈관을 망가트린다. 동맥 혈관벽에 지속적으로 높은 압력이 가해지면 혈관벽을 구성하는 세포들이 손상되고 동맥경화가 유발되거나 풍선처럼 동맥이 부풀 수 있다.

둘째, 고지혈증이다. 혈중에 콜레스테롤과 중성지방과 같은 지방질이 과다하게 많으면 동맥 혈관 내부에 플라그가 형성된다. 이렇게 되면 혈관이 좁아지거나 막히고 동맥경화로 이어진다.

셋째, 당뇨다. 혈당이 높으면 포도당이 혈액 속에서 알부민과 결합해 최종당화산물이 만들어진다. 이것들로 인해 혈관벽에 염증이 생기며 아울러 혈관벽에 석회화를 동반한 동맥경화가 진행된다. 때문에 비당뇨성 동맥경화증보다 동맥 혈관 손상이 더 심하다. 특히 당뇨병성 동맥경화증은 큰 혈관뿐 아니라 망막 혈관과 신장 사구체에 있는 미세혈관들까지 손상시키기 때문에 당뇨병은 전신 동맥을 망가트리는 주요 원인이다.

넷째, 흡연이다. 흡연으로 인해 체내에 흡수된 니코틴은 동맥 혈관벽을 직접 손상시킬 뿐만 아니라, 흡연 자체로 인해 혈액 점도가 증가돼 말초 혈액 순환에 문제가 생긴다.

정맥 혈관이 망가지는 원인

정맥 혈관이 망가지는 주요 원인은 정맥 판막을 손상시키는 것이라고 요약할 수 있다. 정맥 내부의 압력은 0(제로)에 가까운 상태다. 정맥 혈류는 사지 근육의 수축 작용으로 이루어지며 정맥 판막이 역류를 막아주는 역할을 한다. 이러한 정맥 판막에 높은 압력을 지속적으로 주게 되면 판막이 손상돼 정맥 판막 부전증이 유발된다.

정맥 판막을 망가트리는 대표적인 조건에 대해 알아보자. 임신과 오래 서있는 직업, 높은 신발을 장기간 즐겨 신어서 장딴지 근육의 수축과 이완이 안 되는 경우 혹은 미용 목적으로 허벅지나 배를 꽉 조이는 옷을 즐겨 입는 경우다. 보통 출산 후 정맥 판막 기능은 대부분 원상 회복되지만 여러 번 임신하는 경우에는 정맥 판막 기능이 회복되지 못해 하지정맥류가 발생하기도 한다. 오래 서있는 직업을 가지고 있다면 정맥 판막의 손상을 막기 위해 가능하면 자주 앉은 자세 혹은 다리를 올리는 자세를 취하는 것이 좋다. 압박스타킹을 착용하는 것도 정맥 판막 부전을 예방하는 방법이다.

정맥 혈관을 손상시키는 또 다른 주요 원인은 정맥혈전증이다. 정맥은 압력이 낮고 혈류 속도가 느리므로 동맥에 비해 혈액이 응고되기 쉽다. 따라서 혈액 응고 인자에 이상이 있거나, 움직이지 않고 가만히 멈춘 자세로 오래 있어서 하지 근육에 수축과 이완 작용이 일어나지 않는 경우 정맥혈전증이 생길 가능성이 커진다. 오랜 시간 비행기를 이용할 경우 발생하는 이코노미증후군이라고 알려진 병이 바로 심부정맥 혈전증이다.

림프관이 망가지는 원인

림프관을 손상시키는 주요 원인으로는 후천적인 것과 선천적인 것이 있다. 자궁암과 난소암 혹은 유방암을 수술함에 있어서 암 전이를 해결하기 위해 골반 내 림프절 혹은 겨드랑이 림프절을 제거하는 경우가 있다. 이렇게 림프절을 제거하면 다리 혹은 팔에 있는 림프액이 심장으로 원활하게 이송되지 못해 팔과 다리에 림프부종이 생길 수도 있으며 아울러 림프관염이 빈번하게 발생해 결국 림프관이 망가진다.

또한 선천적으로 림프관 결손 혹은 림프관 판막부전증으로 림프부종이 발생하는 경우도 있다. 이 경우에는 림프부종이 생긴 팔이나 다리를 심장보다 높게 들고 마사지를 해 부종을 줄이고 압박스타킹을 착용해 림프부종 악화와 림프관염 발생 빈도를 낮추는 것이 좋다.

PART 03

명의가 말하는
혈관 질환에 대한
모든 것

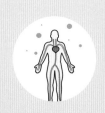

병원에 갈 타이밍,
초기 증상은 과연 무언인가?

모든 질환이 그렇듯 혈관 질환도 중증으로 진행되면 치료가 어려울 뿐만 아니라 후유증도 상당하다. 병을 예방하는 것이 가장 중요하지만 초기에 발견하는 것도 중요하다. 대부분의 혈관 질환들은 초기 증상 혹은 전구 증상이 나타나기 때문에 증상을 미리 알고 있으면 조기에 발견할 수 있다. 이는 혈관을 건강하게 유지하고 장수하는 데 큰 도움이 된다. 따라서 주요 혈관 질환의 초기 증상을 알기 쉽게 다음 페이지에 도표로 정리했다.

주요 혈관 질환의 초기 증상

뇌졸중	• 혀가 잘 안 움직여 무슨 말을 하는지 상대방이 알 수 없다. • 단어 구사 능력이 소멸된다. • 시력에 장애가 발생한다(커튼이 쳐진 것처럼 일정 부위 시야가 소멸된다). • 팔과 다리에 힘이 없고 감각이 떨어진다(감각 혹은 운동 장애). • 균형을 잡기가 어렵다. • 의식이 잠깐 사라졌다가 회복된다. • 목이 뻣뻣하고 두통이 자주 발생한다.
심근경색	• 흉통(바늘로 가슴을 찌르는 느낌, 엄청나게 무거운 물건이 누르는 느낌, 쥐어짜는 느낌, 뻐근한 느낌, 답답한 느낌) • 방사통(흉통이 어깨와 목 그리고 팔로 퍼지는 느낌)
복부대동맥류	• 배에서 맥박이 있는 덩어리가 만져진다. ※ 파열되기 전에는 일반적으로 특이 증상이 없다.
하지동맥폐색증, 버거씨병	• 빠르게 걷거나 계단을 올라갈 때 장딴지에 경련이 발생한다. • 발이 창백하고 차갑다. • 다리와 발에 감각이 둔해진다. • 발톱이 느리게 자라고 상처가 잘 낫지 않는다.
당뇨발	• 발바닥에 이상 감각이 발생한다(자갈밭을 걸어가는 느낌, 저린 느낌, 시리고 화끈거리는 느낌, 무감각, 심한 통증 등). • 조그마한 상처에도 열이 나고 잘 낫지 않는다. • 발톱이 느리게 자란다.
하지정맥류	• 다리 피부 밑에 비정상적으로 푸르거나 붉은 정맥 혈관들이 보인다. ※ 다리는 많은 양의 혈액을 함유하고 있기 때문에 제2의 심장이라고 불린다. 그러나 하지정맥류는 심장 질환과 무관하기 때문에 심장 질환 관련 증상은 나타나지 않는다.
심부정맥혈전증	• 팔 혹은 다리에 부종이 생긴다. • 팔 혹은 다리의 피부가 검푸른 색조를 띤다. ※ 심부정맥혈전증은 급성인 경우가 많아 일반적으로 위의 증상들은 어느 순간 갑자기 발생한다.
림프부종	• 팔 혹은 다리에 부종이 생긴다. • 팔 혹은 다리의 피부가 우유 빛의 색조를 띤다. • 간헐적으로 팔 혹은 다리의 피부 온도가 올라가고 통증과 함께 전신에 고열이 발생한다. ※ 림프부종은 만성인 경우가 많아 일반적으로 위의 증상들은 수년에 걸쳐 서서히 진행된다.

혈관 질환
자가체크리스트

대부분의 혈관 질환들은 다른 질환들과 구별되는 증상들이 있다. 따라서 관련 증상이 몸에 나타나면 병원이나 담당 진료과에 방문하는 것이 어렵지 않다. 그렇지만 다른 병과 증상이 유사해 헷갈릴 수 있다. 특히 다리 통증과 다리 부종이 그렇다. 따라서 다리 통증과 부종 관련해 질환과 매칭할 수 있는 체크리스트를 만들어 소개하고자 한다. 체크리스트를 해보고 필요하다면 전문가의 도움을 받아보는 것이 좋겠다.

다리 통증

다리 통증을 유발하는 대표적인 질환들에는 정형외과 질환인 근육통과 척추 질환 그리고 혈관 질환인 동맥폐색증이 있다. 이들 질환에서 보이는 통증의 차이를 바탕으로 혈관 질환 자가체크리스트

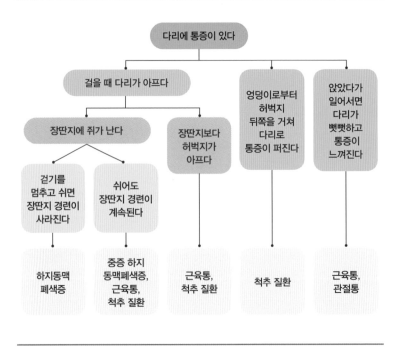

다리 통증, 혈관 질환일까?

다리에 통증이 있다

걸을 때 다리가 아프다

엉덩이로부터 허벅지 뒤쪽을 거쳐 다리로 통증이 퍼진다

앉았다가 일어서면 다리가 뻣뻣하고 통증이 느껴진다

장딴지에 쥐가 난다

장딴지보다 허벅지가 아프다

걷기를 멈추고 쉬면 장딴지 경련이 사라진다

쉬어도 장딴지 경련이 계속된다

하지동맥 폐색증

중증 하지 동맥폐색증, 근육통, 척추 질환

근육통, 척추 질환

척추 질환

근육통, 관절통

를 정리했다.

다리 부종

다리 부종을 유발하는 대표적인 질환은 심부정맥혈전증과 림프

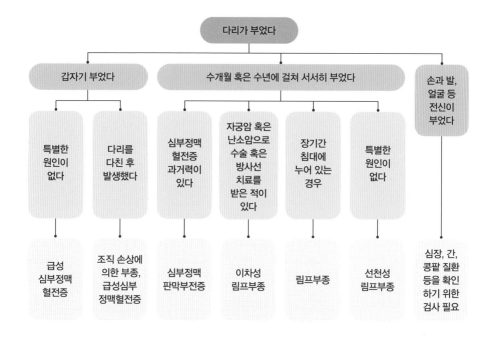

부종 그리고 전신 질환 관련 부종이 있다. 이들 질환에서 보이는 부종의 차이를 바탕으로 혈관 질환 자가체크리스트를 정리했다.

건강을 위협하는
주요 혈관 질환

건강을 위협하는 주요 혈관 질환은 크게 동맥과 정맥 그리고 림프관으로 나눠 생각할 수 있다. 동맥과 정맥 그리고 림프관은 기능뿐 아니라 피의 성분도 다르다. 게다가 증상, 진단법 그리고 치료법 역시 다르다. 모든 혈관 질환을 이 책에서 다룰 수는 없으므로 우리의 건강에 큰 영향을 주는 질환과 사회적으로 관심이 많은 질환을 중심으로 원인, 증상, 진단법, 치료법을 자세히 설명하고자 한다.

뇌졸중

뇌졸중 혹은 중풍이란 뇌가 손상돼 육체뿐 아니라 정신 기능까지 이상이 초래되는 심각한 질환이다. 뇌는 전신을 지배하는 기관이기 때문에 손상 부위에 따라 다양한 운동 장애와 감각 이상, 전신 장애가 나타날 수 있다. 뇌졸중은 개인의 삶과 가족 모두에게 큰 짐

이 되는 심각한 질환이다. 경미한 경우라면 스스로 생활할 수 있지만 중증이라면 타인의 도움을 받아야만 생활이 가능하다.

더구나 중풍은 암과 비교했을 때 수명을 단축시키는 질환이 아니기 때문에 상당히 오랜 기간 지속된다는 점에서 예방이 무엇보다도 중요하다. 필자가 혈관외과 의사로서 큰 보람을 느끼는 수술 중에 하나가 뇌졸중을 예방하는 경동맥내막 절제술이다. 필자에게 경동맥내막 절제술을 받고 20여 년 이상 뇌졸중 없이 외래를 방문하는 고령의 어르신들과 그 가족들을 만날 때마다 큰 보람과 행복을 느낀다.

뇌졸중의 원인에는 뇌출혈과 뇌경색이 있다. 흔히 드라마나 영화에서 보면 격렬한 갈등 후 뒷목을 잡고 쓰러지는 중년의 모습은 뇌출혈로 인한 뇌졸중을 보여주는 대표적인 장면이다. 이러한 장면을 보면서 뇌졸중의 가장 흔한 원인은 뇌출혈이라고 생각하기 쉽다. 그러나 사실은 그렇지 않다.

원인

뇌졸중의 가장 흔한 원인은 뇌경색이다. 뇌경색은 뇌동맥이 막혀 뇌의 조직이 죽는 것을 뜻한다. 심장뿐만 아니라 목동맥(경동맥)에 있는 혈전(피떡) 혹은 동맥경화 찌꺼기가 떨어져서 뇌동맥으로 흘러가면 혈관이 막혀 뇌경색이 발생하고 중풍이 나타난다. 또는 뇌동맥 자체에 발생된 동맥경화로 인해 뇌경색이 나타날 수 있다.

한편 뇌동맥이 꽈리 모양으로 부푸는 뇌동맥류의 경우, 점차 커저 파열되면 뇌출혈이 생기고 이렇게 출혈된 피 덩어리가 뇌 조직을 눌러 뇌 기능을 저하시키고 생명까지 위협한다.

증상

뇌출혈은 피 덩어리로 인해 두개강 내 압력이 상승하기 때문에 갑작스러운 구토와 두통 혹은 심한 경우 의식을 잃을 수 있다. 뇌출혈이든 뇌경색이든 공통적으로 갑작스러운 신경 장애와 운동 장애를 보인다. 신경 장애와 운동 장애의 정도는 손상 부위와 범위에 따라 전신마비, 편측마비, 부분마비가 나타날 수 있으며 언어장애, 정신장애 혹은 의식까지 사라질 수 있다.

중증 뇌졸중은 증상이 회복돼도 영구 장애를 남기므로 예방이 중요하다. 다행히 뇌경색은 대부분 뇌졸중 전구 증상을 보이므로 이 단계에서 조기 진단을 받고 뇌졸중 예방을 위한 적극적인 치료를 해야 한다.

전구 증상을 보이는 초기 뇌졸중을 일과성 허혈 발작이라고 한다. 일과성 허혈 발작이란 미세한 혈전이나 동맥경화 찌꺼기 등이 뇌동맥을 짧은 시간 동안 막아 생기는 병이다. 일시적으로 운동마비, 실어증, 감각장애 등이 생기지만 몇 분 안에 증상이 사라지거나 적어도 24시간 이내에 증상들이 완전 회복된다.

진단 검사

뇌졸중 진단은 증상 그 자체를 보고도 알 수 있다. 그러나 뇌의

일과성 허혈 발작	
정의	뇌동맥 혈류 이상으로 뇌조직이 손상돼 일시적으로 신경학적 이상 증상을 보이는 것을 말한다. 대부분 수분 혹은 최대 24시간 이내에 중풍 증상이 완전 회복되는 뇌졸중 전구 증상을 보이는 질환으로서 미니 중풍이라고 알려져 있다.
증상	• 혀의 움직임이 부자연스럽고 말이 어눌하다. • 단어 구사 능력이 사라진다. • 시력 장애가 발생한다(커튼이 쳐진 것처럼 시야의 일정 부위가 사라진다). • 신체의 일정 부위의 감각 혹은 운동 장애가 발생한다. • 균형 감각이 사라진다. • 의식이 잠깐 사라진다.

어느 부위 혹은 얼마나 광범위한 범위가 손상됐는지 알기 위해서는 이미지 검사가 필요하다.

대표적인 이미지 검사로는 자기공명영상MRI 검사와 MR 혈관조영술, 컴퓨터 단층촬영CT과 CT 혈관조영술이 있다. 이러한 검사로 뇌졸중 원인이 뇌출혈에 의한 것인지 뇌경색에 의한 것인지를 구분할 수 있으며 손상 부위, 크기 및 폐색된 뇌동맥 위치를 알 수 있다.

치료

가장 경미한 뇌졸중인 일과성 허혈 발작은 뇌졸중을 유발시키는 혈전 혹은 동맥경화 찌꺼기의 원인을 찾는 것이 중요하다. 특히 가장 흔한 원인으로 알려진 목동맥(경동맥) 협착증은 동맥경화로 좁아

경동맥 협착증 치료법

경동맥 내막절제술	스텐트 삽입술
경동맥 내부에 들어있는 기름 덩어리를 제거하는 수술이다.	경동맥 내부에 들어있는 기름 덩어리를 스텐트로 눌러서 혈관을 넓혀주는 시술법이다.

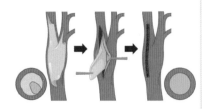

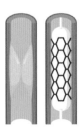

진 부위의 죽종(동맥경화 기름 덩어리)을 제거하는 경동맥 내막절제술을 통해 뇌졸중을 예방할 수 있다. 수술이 위험한 환자에게는 스텐트 삽입술을 시행하기도 한다. 그러나 전 세계 연구 결과를 보면 스텐트 삽입술과 관련된 합병증을 고려해볼 때 가능하면 경동맥 내막절제술이라는 수술적 치료를 우선적으로 권장하고 있다. 25년 이상 혈관외과 의사로서 시행한 경동맥 내막절제술 경험으로 볼 때 스텐트 삽입술보다 경동맥 내막절제술이 월등히 우수한 성적을 보인다고 말할 수 있다.

급성 뇌경색에 의한 중증 뇌졸중은 막힌 뇌동맥을 다시 개통시키기 위해 응급으로 혈전용해술을 시행하기도 한다. 한편 뇌출혈은 그 정도에 따라 보존적으로 치료하기도 하지만 혈종이 커서 두개강 내 압력이 높아지는 경우에 응급으로 혈종을 제거하는 수술을 하기도 한다.

심근경색

돌연사의 주요 원인인 심근경색은 흔히 심장마비라고 한다. 관상동맥이라는 심장혈관이 막혀서 심장에 영양 공급이 제대로 이뤄지지 않아 심장 근육이 죽거나 기능을 상실하게 됨으로써 생기는 질환이다. 아무런 전구 증상이 없이 중증의 심근경색이 발생하기도 하지만 대부분은 흉통 등 전구 증상을 동반하므로 위험 경고를 빠르게 알아채는 것이 중요하다.

원인

심장은 혈액을 몸 전체에 이송하기 위해 강한 힘으로 펌프질을 한다. 펌프질을 평생 하려면 심장 조직 역시 동맥으로부터 영양분과 산소를 충분히 공급받아야 한다. 이러한 공급원이 되는 동맥을 관상동맥이라고 한다. 관상동맥이 건강해야 심장이 건강하다고 말할 수 있다. 그런데 관상동맥 혈관벽에 기름 덩어리가 생기고 이에 따라 혈관이 좁아지고 막히면 심장 기능에 이상이 생긴다. 심근경색의 직접적인 원인은 관상동맥에 생기는 동맥경화증이며 동맥경

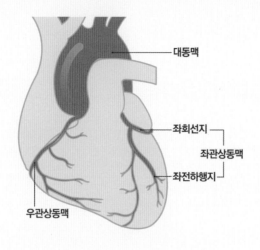

관상동맥 중에서 좌심실로 영양과 산소를 공급하는
좌전하행지가 특히 중요하다.

화증의 주요 원인은 성인병이다. 따라서 고혈압, 고지혈증, 비만,
당뇨병 등이 심근경색의 원인이라고 할 수 있다.

증상

일반적으로 심근경색의 전구 증상 혹은 초기 증상은 흉통이다.
환자들의 표현을 빌리면 바늘로 가슴을 찌르는 느낌 혹은 엄청나게
무거운 물건이 가슴을 누르는 느낌, 쥐어짜는 느낌, 뻐근한 느낌,

답답한 느낌 등이라고 한다. 때로는 이러한 증상이 어깨와 목 그리고 팔로 퍼져가는 방사통을 유발하기도 한다. 갑자기 좌전하행지가 완전히 막히게 되면 얼굴이 창백해지고 식은땀과 구역질 등의 증상이 나타난다. 또한 심근 기능이 소실되면서 심장 박동이 멈추고 갑자기 죽을 수도 있다.

진단 검사

심근경색이 의심되면 정확한 진단을 위해 빠르게 검사를 해야 한다. 가장 기본적으로 심전도를 시행하며 심근 손상 정도를 확인하기 위해 피검사도 함께 진행한다. 심장초음파검사를 통해 심장의 펌프 기능 이상 유무를 확인할 수 있다. 심장혈관조영술을 시행해 좁아지거나 막힌 관상동맥 부위를 찾아내고 풍선확장술과 스텐트 삽입술 치료를 동시에 시행할 수도 있다. 컴퓨터 단층촬영CT 기계 기술의 발달 덕분에 CT 검사로 관상동맥을 자세히 볼 수 있으며, 이를 통해 관상동맥이 얼마나 협착됐는지 혹은 석회화되었는지도 확인할 수 있다.

치료

심근 손상이 지속되면 막힌 관상동맥을 뚫어도 손상된 심근 기능은 완전 회복되지 못한다. 그렇기 때문에 빠르게 치료를 받는 것이 중요하다. 심장혈관조영술을 시행해 막히거나 좁아진 관상동맥을 확인하고 풍선확장술, 스텐트 삽입술, 혈전용해술 등을 통해 심근

심근경색 치료법

관상동맥 스텐트 삽입술	관상동맥 우회술
관상동맥 내부에 있는 죽종이라는 기름 덩어리를 스텐트로 눌러서 혈관을 넓혀주는 시술법이다.	막혀 있는 관상동맥을 대체하는 우회로 길을 만들어주는 수술법이다.

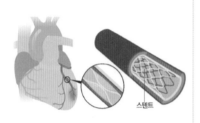

스텐트

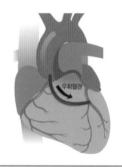

우회혈관

으로 동맥 피가 흐를 수 있도록 해준다. 수술적 치료법으로는 관상동맥 우회술이 있다. 이는 막힌 관상동맥을 대체하는 우회로를 만들어주는 것이다. 그러나 이미 손상된 심근 중 일부는 이러한 시술 혹은 수술 후에도 개선되지 않는다. 때문에 심장 근육을 회복하기 위한 방법으로 줄기세포 연구가 전 세계적으로 다양하게 시도되고 있다. 필자가 수행한 지난 15년 간의 줄기세포 연구 결과를 봤을 때 앞으로 수년 이내에 임상 적용이 가능할 것으로 기대된다.

복부대동맥류

복부대동맥류란 생명을 위협하는 시한폭탄이라고 알려진 혈관 질환이다. 동맥류가 풍선처럼 계속 커지면 터질 수 있고 터지면 죽을 가능성이 매우 높기 때문에 시한폭탄이라고 부른다. 대부분 특별한 증상이 없기 때문에 복부대동맥류가 있는지 알 수 없다. 따라서 건강검진을 할 때 복부 초음파 혹은 컴퓨터 단층촬영CT에서 발견되는 경우는 행운이라고 할 수 있다. 우리나라는 초고령화 시대로 진입함에 따라 복부대동맥류로 진단받은 환자 수가 점차 늘어나고 있다.

원인

동맥의 직경이 정상보다 50% 이상 부풀어진 것을 동맥류라고 한다. 정상인의 복부대동맥 직경은 나이와 몸무게 그리고 키에 따라 차이가 있다. 필자가 조사한 바에 따르면 한국인의 복부대동맥 직경은 1.5~1.7cm 정도다. 복부대동맥류는 대동맥 벽이 약해지기 때문에 발생한다. 주요 원인은 동맥경화증이며 드물게는 결체조직 이상 질환, 염증성 질환, 감염, 외상 등에 의해 나타날 수도 있다.

증상

복부대동맥류는 증상이 없는 시한폭탄이다. 시한폭탄은 터지기 전에는 조용하다. 복부대동맥류 역시 터지기 전에는 증상이 없다.

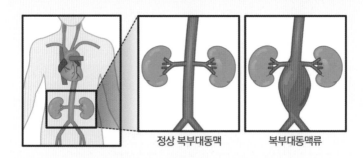

복부대동맥류

정상 복부대동맥   복부대동맥류

복부대동맥류는 복부대동맥의 직경이 정상보다
50% 이상 부푼 질환이다.

복부대동맥류 직경이 5 cm 이상이거나 복부 비만이 없는 사람의 경우 배꼽 주위에서 맥박이 있는 덩어리를 손으로 느낄 수 있다. 그러나 복부대동맥류가 터지면 급격한 대량 출혈로 쇼크가 발생하거나 복강과 후복강에 피가 고여서 복부 팽만과 함께 심한 복통과 요통을 호소하기도 한다. 복강으로 터지는 경우 출혈이 멈추지 않아서 응급실로 도착하기 전에 대부분 사망하지만 후복강으로 터지는 경우 출혈이 어느 정도 멈춘 상태로 응급실에 도착해 수술을 통해 생명을 구할 수도 있다.

진단 검사

복부대동맥류는 초음파 검사, 컴퓨터 단층촬영CT과 CT 혈관조영술 등으로 진단 가능하다. 복부대동맥류 직경이 4cm 이하면 12개월 이상 간격으로 검사하지만 직경이 4cm 이상이면 12개월 이내 간격으로 검사하도록 권장하고 있다.

치료

복부대동맥류 크기가 작고 터질 위험성이 없다면 성인병 관리를 제외하고 복부대동맥류 자체에 특별한 치료를 할 필요는 없다. 그러나 복부대동맥류 직경이 5cm 이상이면 터질 위험이 높기 때문에 이 크기를 기준으로 치료 여부를 결정한다.

전통적인 치료법인 수술에는 개복을 해 동맥류를 절제하고 동맥류가 있던 상하부 정상 동맥에 인조혈관으로 새로운 길을 만들어 주는 인조혈관 치환술이 있다. 수술적 방법은 재발 가능성이 적은 가장 확실한 치료법이다. 그러나 수술과 관련해 출혈, 장 괴사, 심근경색, 폐렴 등 위중한 합병증들이 많기 때문에 보다 안전한 치료 방법이 연구돼 오늘날 스텐트그라프트 삽입술이 개발되었다. 스텐트그라프트 삽입술은 사타구니에 있는 다리동맥(대퇴동맥)을 통해 복부대동맥류 속으로 인조혈관과 스텐트가 결합된 스텐트그라프트를 삽입한다. 복부대동맥류 벽에 동맥의 높은 압력이 전달되지 못하게 해 동맥류가 파열되지 않도록 하는 시술이다. 이 방법은 개복을 하지 않기 때문에 출혈 위험성이 적고 시술 당일 식사를 할 수 있을 정도로 회복이 빠르다.

필자가 성공적으로 스텐트그라프트 삽입술을 시행했던 최고령

복부대동맥류 치료법	
인조혈관 치환술	스텐트그라프트 삽입술
복부대동맥류를 절제한 후 동맥류가 있던 상하부 정상 동맥에 인조혈관으로 새로운 길을 만들어 주는 수술법이다.	복부대동맥류 속으로 인조혈관과 스텐트가 결합된 스텐트그라프트를 삽입한다. 복부대동맥류 벽에 동맥의 높은 압력이 전달되지 못하게 해 동맥류가 파열되지 않도록 하는 시술이다.

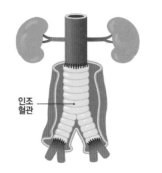

인조
혈관

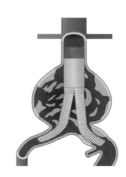

환자는 98세였다. 고령 환자들에게 적용할 수 있는 좋은 치료법이지만 동맥류 모양이 너무 구부러져 있거나 정상 복부대동맥 부위가 짧은 경우, 장골동맥에 석회화가 심한 경우에는 시행할 수 없는 한계도 있다.

하지동맥 폐색증과 버거씨병

건강한 두 다리로 생활하는 것은 행복 그 이상의 의미를 가진다. 걸을 때마다 다리가 아프거나 발가락에 생긴 상처가 오랫동안 낫지 않으면 정상적인 활동을 하기 어려워지고 점차 몸과 마음이 병든다. 따라서 다리에 영양분과 산소를 공급하는 동맥 순환에 이상이 생기지 않도록 예방하거나 조기에 발견해 중증으로 이행되는 것을 막아야 한다.

필자가 특별히 보람을 느꼈던 환자의 사례를 이야기하고자 한다. 그 환자는 난치성피부염으로 진단받고 6개월 이상 하지 피부 괴사를 치료받았다. 그러나 괴사 범위가 커져 결국은 하지를 절단해야 했다. 이후 필자의 외래에 방문해 검사한 결과, 그 원인이 하지동맥 폐색임을 알게 되었다. 동맥우회술과 피부이식을 통해 하지 절단 없이 행복한 여생을 살게 된 사례였다. 하지동맥 폐색은 시기에 따라 급성과 만성으로 구분할 수 있지만, 여기에선 일반인들에게 주로 문제가 되는 만성 하지동맥 폐색증을 다루도록 하겠다.

원인

하지동맥 폐색증의 원인은 크게 동맥경화증과 비동맥경화증으로 나눌 수 있다. 동맥경화증과 관련된 하지동맥 폐색증들은 고혈압, 당뇨, 고지혈증, 비만 등 성인병으로 인해 동맥 혈관 내에 죽종이 생기고 혈관벽이 돌처럼 딱딱하게 되는(석회화) 질환이다. 이에 비해 비동맥경화증의 대표적인 원인으로는 혈관염이 있는데 버거씨병이 여기에 해당한다.

버거씨병은 동맥 혈관 내부에 죽종도 없고 혈관벽의 석회화도 진행되지 않는다. 동맥 혈관이 굳어서 가느다란 줄처럼 되는(섬유화) 특징이 있다. 버거씨병은 동맥경화성 동맥폐색증과 치료 방법이 다르기 때문에 하지동맥이 막혔다고 해서 무조건 버거씨병이라고 진단해서는 안 된다. 동맥경화는 주로 성인병 위험 요소를 가지고 있는 중년 이후에 발생하기 때문에 20~40대에 발생한 하지동맥 폐색증은 버거씨병일 가능성이 크다.

증상

하지동맥이 막혀서 생기는 증상을 허혈이라고 한다. 허혈은 몸에 부분적으로 생기는 빈혈 상태다. 동맥경화증에 의한 하지동맥 폐색이든 비동맥경화증에 의한 버거씨병이든 증상은 유사하다. 다리에 영양분과 산소가 잘 공급되지 않는다는 공통점으로 인해 증상이 나타나기 때문이다.

증상을 쉽게 이해하기 위해 고속도로의 교통 정체 상황을 생각해 보자. 고속도로가 막힌 경우 교통 체증의 정도는 주변에 국도가 얼마나 발달해 있느냐에 따라 달라질 수 있다. 주변에 국도가 전혀 없으면 교통 체증이 심하고 국도가 많다면 큰 불편함이 없다. 다리에 있는 주된 동맥이 막힌 경우, 허혈 증상의 심각성도 주변에 존재하는 측부 혈관의 발달 정도에 따라 달라진다. 측부 혈관이 아주 풍부

하지동맥 폐색증 의심 증상	
초기	• 계단을 올라가거나 빠르게 걸을 때 장딴지에 경련이 발생한다. 휴식을 취하면 장딴지 경련이 사라지지만 다시 걸으면 경련이 일어난다. • 내측 복숭아뼈 근처의 동맥 혈관 맥박이 약하거나 거의 없다.
중기	• 다리 피부가 차갑고 건조해지며 털이 없어진다. • 휴식을 해도 다리에 통증이 있다.
말기	• 발에 상처가 잘 낫지 않는다. • 발가락 혹은 발의 피부가 썩는다.

하게 존재하면 다리에 있는 주된 동맥이 막혀도 허혈 증상이 발생하지 않는다. 그러나 측부 혈관이 잘 발달되어 있지 않으면 허혈 증상이 생기고 심각한 경우 발의 피부와 근육이 괴사되기도 한다.

진단 검사

하지동맥이 막히면 하지동맥의 혈압이 떨어진다. 일반적으로 팔의 혈압보다 하지동맥의 혈압이 높기 때문에 만일 하지동맥의 수축기 혈압이 팔의 수축기 혈압보다 낮다면 하지동맥 폐색을 의심해야 한다. 혈관초음파 검사, 컴퓨터 단층촬영CT과 CT 조영술을 통해 동맥 폐색 부위와 정도를 정확하게 진단할 수 있으며 전통적인 혈관 조영술은 진단 목적보다는 치료 목적으로 시행된다.

치료

증상이 초기의 허혈 정도라면 혈관확장제 혹은 항혈소판제를 사용해 증상을 개선할 수 있다. 그러나 중기 이상의 허혈 증상이 나타났다면 막힌 혈관을 뚫어주거나 넓혀주는 치료법이 필요하다. 막힌 동맥 부위가 짧다면 방사선중재시술인 풍선확장술이나 스텐트 삽입술을 적용한다. 그러나 이러한 방사선중재시술은 주로 동맥경화성 동맥폐색에서 시행되며 버거씨병에서는 그 효과가 제한적이므로 일반적으로 추천하지 않는다.

동맥 폐색 부위 병변이 길고 동맥벽이 지나치게 딱딱한 경우에는 동맥 우회 수술이 효과적이다. 이 수술은 막힌 동맥 상부의 정상 동맥으로부터 막힌 동맥 하부의 동맥 사이를 인조혈관 혹은 자가 정맥을 이용해 우회로를 만들어주는 방법이다. 사타구니 근처의 큰 다리 동맥(대퇴동맥)에 국소적인 폐색 병변이 있는 경우 막힌 부위의 죽종을 제거하는 내막절제술을 시행하기도 한다. 허혈 증상이 심각하지만 방사선중재시술과 동맥 우회 수술 등이 불가능한 경우에는 줄기세포이식을 통해 신생혈관을 유도하고 허혈 증상을 개선하기도 한다.

참고로 필자는 하지동맥 폐색증에 대한 줄기세포 치료를 15년 이상 연구해 시술하고 있으며 그 결과 허혈 증상을 개선시키는 데 우수한 효과가 있음을 국제학술지와 국제학회에 수십 차례 발표한 바 있다.

당뇨발

당뇨병은 만병의 근원이라고 할 정도로 우리 몸의 여러 기관을 망가뜨리는 무서운 병이다. 당뇨병이 오래되면 눈이 잘 안 보이게 되고 콩팥이 망가져서 투석을 받거나 혈당 조절이 잘 안 돼 고혈당 혹은 저혈당으로 갑자기 의식이 사라질 수도 있다.

당뇨병 관리가 잘 안 되면 동맥경화가 일어나고 발이 썩을 수 있다는 사실을 아는가? 이에 대해 잘 이해하고 있는 일반인은 드물다. 당뇨인은 비당뇨인에 비해 동맥경화증에 걸릴 가능성이 약 4배 이상 높다. 뿐만 아니라 비당뇨성 동맥경화증보다 족부 괴사로 인해 다리를 절단할 가능성이 매우 크기 때문에 당뇨발에 대해 제대로 이해할 필요가 있다.

당뇨발을 효율적으로 치료하기 위해서는 혈관외과, 정형외과, 성형외과, 재활의학과, 내분비내과, 감염내과, 방사선과, 상처관리 전문부서 등 여러 전문 분야가 참여하는 학술단체가 절실히 필요하다. 이에 필자는 2013년 2월 대한당뇨발학회를 창립했으며 초대 회장을 6년간 수행하면서 정기적인 국내 학술행사와 〈당뇨발 한국형 진료 지침서〉를 만들었다. 또한 '당뇨발의 날' 행사를 통해 당뇨인들과 일반인들이 관심을 가질 수 있도록 교육과 홍보 활동을 했다. 국내뿐 아니라 전 세계 당뇨발 전문가들 사이에 학술적 교류를 할 수 있도록 'Diabetic Limb Salvage'라는 국제 학술대회를 개최하는 등 당뇨발에 대한 학문적 발전과 효과적인 치료에 도움이 될 수 있

당뇨발을 예방하기 위한 발 관리법

① 발가락과 발의 상태를 매일 검사한다. 만약 시력 장애가 있거나, 직접 자기 발을 검사할 수 없을 경우 다른 사람이 대신 검사하도록 한다.

② 위생을 위해 매일 발을 닦고 특히 발이 건조할 경우, 발가락 사이를 조심스럽게 닦는다.

③ 화상을 예방하기 위해 히터, 핫팩, 사우나를 이용하지 않는다.

④ 맨발로 걷지 않는다. 발을 보호하기 위해 항상 양말이나 실내화를 신는다.

⑤ 굳은 살을 제거하기 위해 화학약품(티눈 연고 또는 반창고)을 사용하지 않는다.

⑥ 발을 조이는 신발, 솔기가 울퉁불퉁하고 단단한 신발은 발에 손상을 줄 수 있으므로 신지 않는다.

⑦ 건조한 발에는 보습제를 바르고 5분간 마사지하듯 문지르되 발가락 사이에는 바르지 않는다.

⑧ 매일 양말을 갈아 신고, 벗은 양말에 삼출물이 묻었는지 확인한다.

⑨ 양말은 솔기가 없는 것을 신거나, 솔기가 바깥으로 나오도록 뒤집어서 신는다.

⑩ 조이는 양말이나, 무릎까지 올라오는 양말은 혈액 순환에 좋지 않으므로 신지 않는다.

⑪ 발톱은 너무 짧게 깎지 않는다.

⑫ 티눈이나, 굳은 살은 집에서 깎지 말고 반드시 병원에서 치료받는다.

⑬ 물집이나 작은 외상, 긁힘 또는 창상이 발생했다면 지체하지 말고 병원에 방문한다.

도록 많은 노력을 해왔다.

원인

당뇨병을 가진 환자에게 보이는 발의 문제를 당뇨발이라고 한다.

따라서 당뇨와 관련된 혈관병증, 신경병증, 발 변형, 감염 등이 발생된 경우 모두 당뇨발이다. 당뇨발 혈관병증의 원인은 동맥경화증이다. 당뇨병 환자에서 보이는 동맥경화증은 비당뇨성 동맥경화증에 비해 동맥이 딱딱해지는 석회화가 심하다. 따라서 치료 효과가 좋지 못하다.

당뇨발 신경병증은 고혈당으로 인해 말초에 있는 신경들의 신경섬유가 손상되어 발생한다. 당뇨병성 발 변형의 대표적인 질환인 샤르코발 역시 당뇨병이 지속되면서 말초 신경이 손상되고 이로 인해 점차 발목 관절이 변형 및 골절되며 족부 관절 구조가 파괴되는 특징을 갖는다. 당뇨발에서 보이는 감염은 면역 기능이 떨어짐에 따라 쉽게 발생하며 일단 감염되면 아주 빠른 속도로 퍼지기 때문에 괴사 범위가 커질 뿐 아니라 폐혈증까지 나타날 수 있다.

증상

당뇨와 관련된 혈관병증은 신경병증뿐만 아니라 감염과 동시에 나타나는 경우가 흔하다. 당뇨병성 동맥경화증으로 인한 증상은 일반적인 하지동맥 폐색증에서 보이는 내용과 유사하므로 하지동맥 폐색증 내용을 참고하기 바란다.

신경병증의 경우 발이 저린 느낌, 화끈거리는 느낌, 감각 저하, 심한 통증 등 다양한 증상을 보인다. 당뇨 환자는 면역력이 떨어져 있기 때문에 발에 상처가 생기고 세균에 감염되면 매우 빠른 속도로 주위 조직에 퍼진다. 심한 경우 전신 감염증인 폐혈증으로 발전해 죽을 수도 있다. 참고로 당뇨 환자의 약 25%는 당뇨병성 족부 궤양이 발생하고 이중 약 20% 정도가 하지 절단을 하게 된다.

진단 검사

원인에 따라 검사 방법이 다르다. 혈관병증을 진단하기 위해서는 혈관 도플러 검사와 혈관 초음파 검사 그리고 컴퓨터 단층촬영CT과 CT 조영술 등이 이용된다. 신경병증을 진단하기 위해서는 말초 신경감각 검사와 자율신경 검사를 하게 된다. 골변형을 진단하기 위해서는 X선 검사와 자기공명영상MRI 검사 등이 필요하다.

치료

당뇨발과 관련된 혈관병증의 치료는 일반적인 하지동맥 폐색증에서 보이는 내용과 유사하므로 하지동맥 폐색증 내용을 참고하기 바란다. 그렇지만 당뇨병성 동맥경화증 병변에 대한 약물치료, 방사선 중재시술, 동맥 우회술 등의 치료 효과는 비당뇨성 동맥경화증에 비해 훨씬 나쁘다.

당뇨병성 신경병증은 고혈당으로 인해 발생하기 때문에 치료의 첫번째 목표는 혈당을 잘 조절하는 것이며 통증은 약물로 치료한다. 당뇨발에 감염이 발생된 경우 매우 신속하게 적절한 항생제를 투여해야 한다. 감염이 심각해 조직이 괴사했다면 조기에 괴사된 조직을 제거하는 수술이 필요하다. 대표적인 발 변형인 샤르코발 치료는 초기에는 목발 등 보조기구를 이용해 발목에 힘이 들어가지 않도록 하지만 중증으로 진행된 경우에는 석고를 이용해 발목을 고정시키기도 한다.

하지정맥류

하지정맥류는 다리에 정맥 핏줄이 손으로 만져질 정도로 울퉁불퉁 튀어나오거나 만져지지는 않지만 파란색 혹은 붉은색으로 거미발 모양의 망상정맥 혹은 확장된 모세혈관들이 보이는 질환이다. 기원전 460년경 히포크라테스에 의해 하지정맥류의 수술적 치료 방법이 기술되어 있을 정도로 오랜 역사를 가진 혈관 질환이다.

최근 다리에 불편함이 있는 경우 하지정맥류와 관련이 있는지 확인하기 위해 병원을 찾는 사람들이 많다. 필자는 수천 건의 하지정

하지정맥류를 예방하고 개선하는 생활 습관	
운동	• 규칙적으로 장딴지 근육의 수축과 이완을 촉진시키는 운동을 한다. (정맥혈관 강화 운동 참고). • 장딴지 마사지와 다리 올리기를 자주 한다. • 적절한 몸무게를 유지할 수 있도록 노력한다.
음식	저염식, 고칼륨, 섬유소, 플라보노이드가 풍부한 음식을 먹는다 (정맥혈관 건강에 도움이 되는 음식 참고).
옷과 신발	스키니진과 같이 꽉 조이는 옷과 지나치게 높은 구두를 피한다.
자세	오랫동안 움직이지 않는 자세, 서있거나 앉는 자세, 다리를 꼬는 습관을 피한다.

맥류 수술을 시행했다. 실제로 수술 건수의 수배에 달하는 환자들이 하지정맥류를 확인하기 위해 병원에 방문한다. 그만큼 많은 사람들이 하지정맥류로 고민하고 있기에 경험을 바탕으로 보다 정확한 내용을 독자들에게 전하고자 한다.

원인

하지정맥류의 주된 원인은 정맥판막의 기능 부전에 있다. 우리 몸에는 다리에서 심장 방향으로 정맥 피가 흐를 수 있도록 하는 정맥판막이 있다. 정맥판막은 정맥 피가 역류되는 것을 막아준다. 정맥판막이 망가지면 다리로 정맥 피가 역류하는데 다리에 정상적으로 존재하던 작은 피부 정맥들이 부풀면서 하지정맥류가 나타난다.

정맥판막	
정상 판막	고장 난 판막
정맥 혈류가 역류되지 못하도록 막아준다.	정맥 혈류가 역류되어 하지정맥류가 발생한다.

하지정맥류 주요 원인	
손으로 만져지는 울퉁불퉁한 정맥류	손으로 안 만져지는 망상정맥과 모세혈관확장증
정맥판막 부전증과 관련 있음	정맥판막 부전증과 관련 적음
임신, 오래 서있거나 장시간 앉아서 일하는 직업, 심부정맥혈전증, 선천성 질환	하복부 혹은 허벅지를 조이는 옷, 하이힐, 체질

이러한 판막부전증은 주로 임신 기간 동안 태아의 성장에 따라 복강 내 압력이 증가해 정맥 순환이 원활하지 못해 생기기 쉽다. 대부분 출산 후 정맥판막 기능이 회복되지만 수차례의 임신을 하는 경우 반복되는 역류 현상으로 인해 하지정맥류가 발생할 수 있다. 또한 오래 서있거나 장시간 앉아서 일하는 직업을 가진 사람에게서 판막 손상이 유발될 수 있다. 병적으로는 심부정맥혈전증의 후유증 혹은 선천적으로 판막 손상이 일어나기도 한다.

한편, 손으로 만질 수 없는 거미발 모양의 망상정맥 혹은 모세혈관확장증은 정맥판막 부전과 상관 없이 생긴다. 하복부 혹은 허벅지 부분을 꽉 조이는 옷을 즐겨 입거나 하이힐을 즐겨 신거나 오래 서있거나 앉아서 일하는 사람들에게서 거미발 모양의 망상정맥 혹은 모세혈관확장증이 나타나기도 한다.

증상

정맥 피가 고임으로써 발생하는 것과 미용적인 것으로 구분된다.

하지정맥 판막 부전으로 정맥 피가 역류돼 울퉁불퉁 돌출된 정맥류에 피가 고이게 되면 피가 들어있는 주머니를 다리에 달고 있는 것과 같다. 때문에 다리가 무겁게 느껴지고 이로 인한 피곤함, 경련, 피부 온도 상승, 부종 등이 나타날 수 있다. 아주 심각한 경우 발목 근처의 피부 색소 침착과 정맥성 피부궤양, 정맥류 내부에 혈전 혹은 정맥염이 나타나기도 한다.

하지정맥 판막 부전이 없는 거미발 모양의 망상정맥 혹은 모세혈관확장증은 증상보다도 미용적으로 보기 싫은 것이 문제가 된다.

흔히 하지를 제2의 심장이라고 하기 때문에 하지정맥류가 있으면 심장병이 동반되는지 환자들이 많이 묻곤 한다. 결론적으로 말하면 하지정맥류와 심장 질환과는 직접적인 연관성이 없다. 또한 하지에 있는 정맥판막은 심장에 있는 판막과 전혀 다른 것으로 심장 판막 질환과도 무관하다.

진단 검사

하지정맥류 검사는 정맥판막 기능을 확인하기 위함이다. 대부분 정맥혈관 초음파 검사를 통해 진단이 가능하다. 초음파 기계가 발전됨에 따라 과거에 시행되던 정맥조영술은 진단 목적으로 더 이상 이용되지 않는다.

치료

하지정맥류 치료 목적은 증상 개선과 미용에 있다. 따라서 치료를 받기로 했다면 목적을 명확히 하고 의료진과 상의하는 것이 중요하다. 다리에 불편한 증상은 하지정맥류 외에도 많은 원인들이 있을 수 있으므로 하지정맥류 수술을 받은 이후에도 불편한 증상이 지속될 수 있기 때문이다.

먼저, 수술적 치료에 대해 이야기해보자. 정맥판막 부전을 동반하고 울퉁불퉁한 정맥류가 다리에 있는 경우 돌출된 정맥류를 수술로 제거한다. 이는 피가 들어 있는 주머니를 제거하는 효과다.

두 번째, 복재정맥 폐색술과 제거술이 있다. 돌출된 정맥류 자체를 제거함과 동시에 정맥류를 유발시킨 근본 원인인 복재정맥을 폐색시키거나 제거해야 한다. 하지정맥류의 원인이 되는 복재정맥은 수술로 제거했었다. 그러나 최근에는 복재정맥 내부에 고주파 혹은 레이저 카테터를 삽입한 후 열을 발생시켜 복재정맥을 폐색시킨다. 이는 더 이상 정맥피가 역류하지 않도록 하는 치료다. 고주파와 레이저 기계 외에도 다양한 기구와 물질이 개발되고 있다. 고주파와 레이저 열치료법 외 일부 고가의 치료법들이 있지만, 효과가 뛰어나다고 증명된 국제적 연구 자료는 없다.

세 번째, 경화요법이다. 정맥판막 부전이 없는 거미발 모양의 망상정맥 혹은 모세혈관확장증 혹은 수술 후 재발되는 작은 정맥류는 경화요법이 고려된다. 경화요법이란 경화제라는 특수 약물을 주사해 보기 싫은 망상정맥 혹은 확장된 모세혈관에 혈류가 흐르지 못하도록 혈관을 막는 치료다.

네 번째, 보존적 치료다. 정맥류용 압박스타킹은 수술 후 재발 방지 혹은 임신이나 하지정맥류에 걸릴 가능성이 큰 직업군에서 예방 목적으로 권장된다. 압박스타킹은 크기와 압력이 다양해 전문가와 상담을 통해 자신에게 맞는 것을 선택하도록 하자.

심부정맥혈전증

정맥에는 표피에 있는 크기가 작은 표피정맥과 근육 속에 있는 직경이 큰 심부정맥이 있다. 또한 피가 응고돼 생긴 덩어리를 혈전이라고 하고 혈전으로 인한 병을 혈전증이라고 한다. 표피정맥에 발생하는 혈전은 짧은 기간 동안 경미한 통증을 동반하지만 크게 위험하지 않기 때문에 진통소염제 정도로 치료한다. 그러나 심부정맥에 발생하는 혈전은 중증의 증상을 유발하기도 하고 때로는 생명을 위협하는 원인이 된다.

심부정맥혈전증은 좁은 공간에서 장시간 비행 시 발생한다고 해서 이코노미증후군이라고도 부른다. 이 병은 심부정맥 속에 흐르고 있는 피가 응고돼 발생한다. 다리에 생긴 정맥혈전이 떨어져서 폐동맥을 막으면 급사할 수도 있기 때문에 위험한 병으로 알려져 있다.

혈액은 흐르지 않고 정체되면 응고되는 성질을 가지고 있다. 심장의 펌프 기능에 의해 피가 흐르는 동맥과 달리 정맥은 근육 운동 특히 다리 근육 운동에 의해 흐른다. 따라서 장시간 다리를 움직일 수 없는 좁은 공간에 있다면 정맥혈전증이 생길 수 있다. 따라서 장시간 비행 시 장딴지 근육의 수축 이완 운동을 지속적으로 해주는 것이 좋다.

원인

심부정맥혈전증 원인은 크게 세 가지가 있다. 첫째, 다리 근육 운동을 하지 못해 정맥 혈류가 정체되었기 때문이다. 뇌졸중이나 오랜 기간 누워 있는 경우, 장시간 비행으로 가만히 앉아 있어야 하는 경우, 다리에 깁스를 해 장딴지를 움직이지 못하는 경우 등을 들 수 있다. 둘째, 혈액이 응고되기 때문이다. 유전적인 소인이 있거나 악성 종양이 있는 경우 등을 들 수 있다. 셋째, 수술 혹은 외상에 의해 정맥 혈관이 손상되어 심부정맥혈전증이 나타날 수 있다.

증상

심부정맥혈전증은 정맥 혈류 배출을 방해하기 때문에 막힌 정맥 이하 부위 조직에 부종이 생긴다. 즉 하지 심부정맥에 혈전증이 생기면 다리 부종이 나타나고 상지 심부정맥에 혈전증이 생기면 팔에 부종이 나타난다. 대부분 급성으로 발생되므로 부종도 갑자기 나타나기 때문에 수년에 걸쳐 서서히 부종이 생기는 림프부종과 다른 특징이 있다. 따라서 갑자기 팔이나 다리에 통증과 함께 부종이 생기면 심부정맥혈전증을 의심해야 한다.

심부정맥혈전증에 의한 합병증으로서 가장 위험한 것은 폐색전증이다. 정맥 내 혈전이 떨어져 나와 폐동맥을 막으면 가슴 통증과 함께 호흡 곤란이 나타날 수 있다. 심한 경우 갑자기 사망할 수 있는 위험한 병이다. 환자들에게 발생하는 급사의 원인으로 주목받는 병이 바로 폐색전증이다. 심부정맥혈전증이 오래되면 하지정맥 내부의 압력이 높아지고 이로 인해 다리 피부에 영양이 잘 공급되지 않는다. 수년 후 발목 주변의 피부가 갈색으로 변하기도 한다.

진단 검사

심부정맥혈전증은 정맥 혈관 초음파 검사와 컴퓨터 단층촬영CT 검사로 확진이 가능하다. 검사를 통해 어느 혈관에 어느 정도 혈전이 있는지 알 수 있다. 또한 혈액 검사를 통해 혈전이 있을 가능성을 간접적으로 확인하는 방법도 있다. 그러나 혈액 검사로는 어떤 정맥에 혈전이 있는지, 어느 정도 심각한지는 알 수 없다.

치료

심부정맥혈전증 치료의 목적은 혈전이 더 진행되지 못하도록 하거나 혈전을 없애 막힌 정맥을 뚫는 것이다. 이를 통해 재발을 막고 폐색전증을 예방할 수 있다. 일단 확진이 되면 혈전증이 더 진행되거나 폐색전증을 막기 위해 항응고제 약물 치료가 시작된다. 약물 치료의 기간은 정맥혈전증 원인과 경과에 따라 수개월에서 수년까지 이어진다.

정맥혈전증을 제거하는 방법으로는 혈전용해술과 혈전제거술이 있다. 또한 폐색전증의 위험도를 낮추기 위해 하대정맥(하반신에서

오는 정맥의 피를 심장으로 이송시키는 복부에 있는 큰 정맥)에 필터를 넣기도 한다. 하지 심부정맥혈전증이 완전히 녹거나 제거되는 경우에는 다리 부종과 통증이 사라지지만 대부분 완전히 없어지지는 않기 때문에 압박스타킹 혹은 압박붕대로 부종을 관리해야 한다.

림프부종

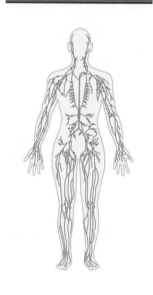

전신 림프관 해부도

혈관에는 동맥, 정맥 그리고 림프관이 있다. 림프관은 눈에 보이지 않을 정도로 미세한 관이지만 림프액을 이송하는 중요한 기능을 한다. 림프액 배출이 원활하게 이뤄지지 못하면 조직에 림프액이 고이는 림프부종이 발생한다. 아울러 림프관이 세균에 감염되면 림프관염이 발생해 고열을 동반하기도 한다.

원인

림프부종의 원인은 림프관이 막혔기 때문이다. 대부분은 후천적인 원인에 의한 2차성 림프부종이다. 후천적 원인이 밝혀지지 않은 경우 선천성 혹은 1차성 림프부종이라고 한다. 후천적인 2차성 림프부종은 유방암 수술 시 겨드랑이 림프절을 광범위하게 제거하는 경우 또는 자궁암이나 난소암 수술 시 골반 내 림프절을 제거하는 경우 혹은 방사선 치료를 받은 경우 팔 혹은 다리에 발생되는 경우가 대부분이다. 다리 혹은 팔에 골절이 있었거나 근육과 주위 조직에 생기는 봉와직염의 후유증으로 나타나기도 한다. 과거에는 필라리아라는 기생충이 림프관을 막아서 림프부종이 생기기도 했으나 다행히도 국내에서는 최근 보고된 사례가 없다.

증상

주된 증상은 부종이다. 이는 심부정맥혈전증과 달리 수년에 걸쳐 서서히 부종이 늘어나는 특징이 있다. 물이 스며든 스펀지를 누른 후 뗄 때 보이는 현상과 유사하다. 림프부종에 함유된 림프액은 세균 증식에 매우 좋은 영양분이다. 세균 감염으로 인해 전신에 고열을 동반하는 림프관염을 초래하기도 하고 폐혈증으로 악화될 수도 있으므로 고열을 동반하는 림프관염이 발생한 경우, 초기부터 적극적인 항생제 치료가 필요하다.

진단 검사

방사선동위원소를 이용한 림포신티그라피 검사가 유용하다. 과거에는 피부를 절개해 림프관을 직접 찾아 조영제를 주사하는 방법이 있었으나 지금은 더 이상 이용하지 않는다.

치료

림프부종은 보존요법을 기본으로 하면서 수술적 치료를 병행한다. 보존요법은 복합물리치료라고도 하며 마사지, 압박 및 탄력 붕대 그리고 스타킹, 운동 등을 포함한다. 림프부종은 쉽게 감염되므로 위생을 잘 지켜 세균 감염뿐 아니라 진균 감염이 발생하지 않도록 세심한 주위가 필요하다. 수술법에는 림프관과 정맥 혹은 림프절과 정맥을 연결하는 수술, 림프부종 조직절제술 등이 있다. 그러나 보존요법과 외과적 수술법 모두 림프부종을 완치시키는 목적이 아니라 더 악화되는 것을 막고 림프관염 발생 빈도를 줄이기 위함이다. 그렇기 때문에 복합물리치료를 지속적으로 받아야 한다.

혈관 질환
진단법

혈관 질환을 진단하기 위한 방법들은 동맥과 정맥 그리고 림프관에 따라 다르다. 또한 과학 기술의 발달로 인해 각 질환마다 추천되는 검사법도 바뀌고 있다. 따라서 2020년, 가장 최신의 혈관 질환 진단법에 대해 알아보자.

동맥 질환

동맥을 검사하는 이유는 동맥이 얼마나 좁아졌는지 혹은 막혔는지 알아보기 위해서다. 또한 동맥류의 직경이 얼마나 되는지 그리고 혈관벽이 얼마나 두꺼워졌는지 등을 확인하기 위함이다.

먼저 도플러 검사법이 있다. 도플러의 원리는 달리는 자동차의 속도를 탐지하기 위해 흔히 이용된다. 달리는 자동차를 향해 초음파를 발사하고 차에서 반사돼 돌아오는 초음파를 분석해 속도를 알

혈류 파형		
정상 동맥 혈류 파형	70% 정도 막힌 동맥 혈류 파형	거의 완전히 막힌 동맥 혈류 파형
삼파장의 혈류 파형을 보여준다.	이파장의 혈류 파형을 보여준다.	단순 파장을 보이거나 혹은 파장이 사라진다.

수 있다. 이와 유사한 원리를 이용하여 혈액에 있는 혈구를 대상으로 초음파를 발사하고 혈구에서 반사돼 돌아오는 초음파를 분석할 수 있다. 도플러 검사로 혈류 속도와 파형을 알 수 있으며 이를 통해 혈관이 얼마나 좁아졌는지 파악할 수 있다.

두 번째는 혈관 이중초음파 검사다. 초음파 검사를 통해 혈관을 직접 관찰하는 것이다. 혈관이 얼마나 좁아졌는지, 막혔는지, 직경 크기는 얼마인지 혹은 석회화는 얼마나 진행되어 있는지 알 수 있다. 혈관 초음파 기계는 일반 초음파 기계와 달리 도플러 기능을 겸비하고 있기 때문에 혈류 속도와 혈류량을 함께 측정할 수 있다. 이렇게 일반 초음파 기능과 도플러 기능이 함께 있는 혈관 초음파 기계를 이중초음파 기계라고 한다.

세 번째는 컴퓨터 단층촬영CT과 CT 혈관조영술이다. 컴퓨터 단층촬영 검사를 통해 혈관 내면에서 외면까지 모든 상태를 알 수 있으며 주변 장기까지 동시에 검사가 된다. 또한 혈관 모양을 3D로

컴퓨터 단층촬영 혈관조영술

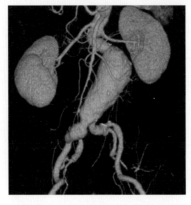

복부대동맥류 모양과 크기를 3D
영상으로 명확하게 파악할 수 있다.

볼 수 있으므로 진단뿐만 아니라 치료 계획을 설정함에 있어서도
매우 유용하다.

네 번째는 자기공명영상MRI 검사다. MRI를 통해 혈관 내면에서
외면까지 모든 상태를 알 수 있으며 주변 장기까지 동시에 검사할
수 있다. 뇌혈관 질환과 동맥염 등을 진단하고 경과를 관찰함에 있
어서 많이 이용된다.

다섯 번째는 혈관조영술이다. 초음파 기계, 컴퓨터 단층촬영 기
계 및 자기공명영상MRI 기계 등이 발달되기 전까지 가장 많이 사용
된 진단법이었다. 이 검사는 대부분 사타구니에 있는 대퇴동맥에
큰 카테터를 삽입한 후 조영제를 주사하면서 진행하는데 입원이 필

요하고 대퇴동맥에 큰 바늘을 넣기 때문에 통증, 출혈, 혈종이 생기고 혈관이 터지거나 찢어지는 등 중증의 합병증이 생길 수 있다. 따라서 오늘날에는 단순히 진단 목적으로 혈관조영술을 시행하지는 않으며 풍선확장술이나 스텐트 삽입술과 같이 중재시술을 하는 경우에 주로 사용한다.

정맥 질환

정맥 검사의 주된 목적은 정맥에 있는 정맥판막에 문제가 있는지, 정맥혈전증이 있는지 알아보기 위함이다.

먼저, 혈관 이중초음파 검사가 있다. 혈관 이중초음파 검사를 통해 정맥판막이 손상됐는지 피가 역류한다면 역류 시간 등을 확인할 수 있다. 또한 정맥 내에 혈전이 존재하는지도 직접 파악할 수 있으며 이로 인해 정맥 혈류에 대한 정보도 알 수 있다. 하지정맥류와 심부정맥혈전증 진단에 유용한 검사법이다.

두 번째, 컴퓨터 단층촬영CT과 CT 혈관조영술이다. 이는 심부정맥혈전증 진단 및 경과 관찰에 유용하다. 정맥혈전증의 범위와 주변 장기까지 동시에 검사할 수 있다.

세 번째, 자기공명영상MRI 검사와 MR 혈관조영술이다. 정맥성 혈관 기형에 있어서 병변의 범위를 확인할 수 있다.

네 번째, 정맥혈관조영술이다. 이 검사법은 초음파 기계와 컴퓨터 단층촬영 기계 등이 발달되기 전에 이용되던 방법이다. 오늘날에는 혈전용해술 및 혈전제거술 그리고 스텐트 삽입술과 같이 중재시술을 하는 경우에 사용된다.

림프 질환

림프관 검사의 주된 목적은 림프부종을 진단함에 있다. 림프관을 검사하는 방법에는 세 가지가 있다.

먼저, 림포신티그라피 검사다. 이 검사는 발가락 혹은 손가락 사이의 피하 조직에 방사선동위원소를 주사해 림프액이 배출되는 양상을 분석한다. 림프부종 진단을 위하여 추천되는 방법이다.

두 번째, 림프관조영술이다. 발등 혹은 손등 피부를 절개해 림프관을 직접 찾아 조영제를 주사하는 검사법이다. 시술 시간이 오래 걸리고 환자에게 많은 고통을 주며 림프관염 합병증이 자주 발생하는 단점이 있다. 오늘날에는 림포신티그라피 검사가 개발되어 더는 이용되지 않는 검사법이다.

세 번째, 자기공명영상MRI 검사다. 팔 혹은 다리의 림프부종을 진단하기보다는 선천성 림프기형에 있어 병변의 범위를 확인하는 데 유용한 검사법이다.

혈관 질환
치료법

혈관 질환 치료법은 약물 요법, 수술, 방사선 중재시술, 보존 요법 등이 있다. 동맥 질환의 치료법에는 막히거나 좁아진 동맥을 뚫어주는 방법, 넓혀주는 방법, 우회로를 만들어주는 방법 등이 있으며 동맥류의 경우 동맥류를 절제하고 대체 혈관을 이식하는 방법 혹은 스텐트그라프트 삽입술 등이 있다. 정맥 질환의 치료는 하지정맥류와 심부정맥혈전증을 대상으로 하며 림프 질환은 림프부종에 대한 치료가 대부분이다.

약물 요법

동맥 질환	항혈소판제	• 혈액이 응고되는 과정에서 혈소판의 기능이 중요하다. 혈소판의 기능을 억제하면 혈액 응고 위험도가 줄어든다. 따라서 혈액이 응고되는 것을 막기 위해 항혈소판제를 사용한다. 또한 풍선확장술 혹은 스텐트 삽입술 후에 다시 협착되는 현상을 막기 위해서도 항혈소판제를 사용한다. • 대표적인 항혈소판제 약물인 아스피린을 저용량으로 하루 한 번 복용하면 심근경색과 뇌졸중 위험도를 줄일 수 있다고 알려져 있다.
	혈관확장제	• 동맥 혈관을 확장시켜 동맥 혈류를 개선시킨다. • 허혈 증상을 개선하는 목적으로 사용한다.
	항응고제	수술 및 방사선 중재시술 전후에 동맥 혈관 내부에 혈전이 생기지 않도록 하기 위해 사용한다.
	항고지혈증제	스타틴 계열의 약물들은 동맥경화증의 주요 원인인 고지혈증을 치료할 목적으로 사용한다.
정맥 질환	항응고제	정맥혈전증 예방 및 치료 목적으로 사용한다. 전통적으로 사용되는 헤파린과 쿠마딘(와파린) 약제의 부작용을 해소하기 위해 저분자헤파린과 특정 혈액응고 인자만을 억제하는 항응고제들이 개발돼 시판되고 있다.
	정맥혈류개선제	엄밀한 의미에서 보면 치료제보다는 보조제다.
림프 질환	림프관 기능개선제	림프질환 치료용으로 효능이 우수하다고 검증된 약제는 없는 실정이다. 따라서 엄밀한 의미에서 보면 치료제보다는 보조제다.

수술 요법

우회수술	막힌 혈관 상부와 하부 사이에 새로운 길을 만들어 주는 수술이다. 주로 동맥폐색이 있는 경우 자가혈관 혹은 인조혈관을 이용해 우회 수술을 한다. 심근경색에서 관상동맥 우회술과 하지동맥폐색증에서 하지동맥 우회술이 대표적이다. 드물게는 정맥폐색 질환에서도 시행된다.
내막절제술	동맥 협착 혹은 폐색을 일으키는 기름 덩어리를 제거하는 수술이다. 뇌졸중 예방을 위한 경동맥 내막절제술이 대표적이다.
혈전제거술	동맥과 정맥이 혈전으로 막히면 시행하는 수술이다. 대부분의 혈전은 혈관에 길게 걸쳐 있으며 풍선 카테터를 이용해 막힌 혈전을 제거한다.
동맥류절제술	풍선처럼 부푼 동맥류를 절제하고 인조혈관으로 대체하는 수술이다. 복부대동맥류에서 시행되는 수술이 대표적이다.
스텐트그라프트 삽입술	동맥류를 절제하지 않고 동맥류 내부에 스텐트그라프트를 삽입해 동맥류 벽에 동맥 압력이 전달되지 못하게 해 동맥류 파열을 방지하는 수술법이다. 복부대동맥류에서 광범위하게 적용되고 있다.
정맥류절제술	하지정맥류에서 돌출된 정맥류를 제거하는 수술법이다.
복재정맥폐색술	• 하지정맥류 원인이 되는 복재정맥을 수술로 제거하지 않고 복재정맥 내부에 고주파 혹은 레이저 카테터를 삽입한 후 열을 발생시키는 수술법이다. 복재정맥을 폐색시켜 더 이상 정맥 혈류가 역류되지 않도록 하는 데 목적이 있다. 고주파와 레이저 기계 외에도 다양한 기구와 물질들이 이 목적으로 개발되고 있다. • 하지정맥류 수술의 원칙은 복재정맥폐색술과 정맥류절제술을 동반하는 것을 의미한다. 그러나 하지정맥류의 정도와 원인에 따라 방법을 달리 선택할 수도 있다.
줄기세포이식	동맥폐색으로 인한 허혈 증상을 개선할 목적으로 줄기세포이식술을 시행한다. 줄기세포가 혈관으로 분화되는 효과와 줄기세포에서 분비되는 사이토카인 물질이 허혈 통증을 줄여준다.

방사선 중재시술

풍선확장술	혈관의 크기에 맞는 풍선을 혈관 내부에 삽입한 후 높은 압력으로 부풀려서 혈관을 넓히는 방법이다. 혈관이 다시 좁아지는 것을 막기 위해 특수 약물이 코팅된 풍선을 이용하기도 한다. 주로 동맥협착증 치료로 시술되며 관상동맥 풍선확장술이 대표적이다.
스텐트 삽입술	풍선확장술로 충분히 넓어지지 않거나 혈관이 박리된 경우 스텐트를 삽입해 보강한다. 석회화를 동반한 동맥 혈관 폐색 및 협착에서 흔히 적용된다.
색전술	뇌동맥류 혹은 비장동맥류에서 코일이나 혈액을 응고시키는 색전 물질을 삽입해 동맥류를 막는 시술 방법이다. 때로는 혈관이 터진 경우에 터진 부위를 막기 위해서 시술하기도 한다.
혈전용해술	혈전이 있는 경우 혈전을 녹이는 약물을 주사하는 방법이다. 급성 심근경색과 급성 뇌졸중 그리고 급성 심부정맥혈전증 등에서 시행된다.

보존 요법

금연	니코틴은 혈관벽을 손상시키는 독성 물질이다. 또한 담배를 많이 피우면 혈액의 점도가 높아져서 말초 미세혈관에 혈액 순환 장애를 초래한다. 또한 운동 능력이 떨어지고 혈압이 상승하기 때문에 혈관을 지키기 위해서 담배는 반드시 끊어야 한다.
운동	운동을 하면 혈관이 확장되고 혈관이 풍성해져서 혈액 순환이 개선된다. 또한 운동을 통해 노폐물이 배출되고 고혈압, 당뇨병, 고지혈증, 비만 등 성인병을 예방하거나 조절할 수 있다. 더불어 스트레스가 해소돼 정신 건강이 좋아진다. 혈관 건강을 위해서는 근력 운동보다는 적절한 유산소 운동이 더 좋다. 정맥 혈관을 위해서는 장딴지 근육의 수축 이완을 유도하는 운동과 다리를 심장보다 높게 들어 정맥 혈류가 다리에서 쉽게 흘러 나갈 수 있도록 하는 운동이 좋다.
음식	성인병이 없는 정상인들은 대부분의 음식들을 적정 범위에서 즐겨도 무방하다. 그러나 성인병이 있거나 발생 가능성이 높은 고위험도에 속한 사람들은 보다 엄격한 음식 관리가 필요하다. 또한 동맥뿐만 아니라 건강한 정맥을 위해서도 음식을 조절해서 먹어야 한다.
생활 습관	동맥을 손상시키는 주요 원인인 고혈압, 당뇨병, 고지혈증, 비만 등의 성인병을 잘 관리하고 담배를 꼭 끊어야 한다. 하지정맥류를 예방하기 위해 장딴지 근육의 수축과 이완 운동을 하고 하복부 혹은 허벅지 부분을 조이는 옷은 피하는 것이 좋다. 또한 하이힐 역시 장시간 신지 않도록 한다.

PART 04

혈관이 젊어지는 식습관

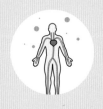

혈관 속
기름 덩어리가 문제다

지질이란 콜레스테롤 및 중성지방 등 물에 녹지 않는 모든 화합물을 지칭한다. 따라서 지방은 지질의 일종이라고 할 수 있다. 특히 혈액 속에 있는 지질은 우리가 음식을 통해 섭취한 것과 간에서 합성된 것 들이다.

지질, 지방 무엇이 문제인가?

혈관에 좋은 음식을 알기 전에 알아야 할 내용이 있다. 바로 지질, 지방 그리고 콜레스테롤이다. 좀 어려운 내용이지만 혈관 건강에 관련된 음식들이 우리 몸에 들어와 어떻게 소화되고 어떤 작용을 거치는지 반드시 알아야 한다. 혈관에 좋은 음식만 알아서는 건강한 혈관을 유지할 수 없다. 어떤 작용을 통해 내 몸에 어떤 영향을 미치는지 정확히 알아야 건강한 음식을 더 오래 즐길 수 있기 때문이다.

지질은 물에 녹지 않는 화합물이다. 중성지방과 인지질 그리고 콜레스테롤 합성의 원료가 되는 스테로이드 등을 모두 포함한다. 우리가 보통 지방이라고 말하는 것은 중성지방을 의미한다. 즉 지방은 지질의 일종이다. 그러나 고기에 있는 비계 혹은 기름 덩어리를 흔히 지방이라고 하기 때문에 지질과 지방을 크게 구분하지 않고 사용하고 있으며, 실제로 그렇게 사용해도 일상생활에 큰 불편은 없다.

혈관 질환의 주범인 동맥경화는 동맥벽에 기름 덩어리가 쌓여 좁아지고 혈관벽이 딱딱해져 동맥의 탄력성이 떨어지는 병이다. 동맥경화에서 보이는 혈관 내 기름 덩어리를 죽종이라고 한다. 죽종이 점점 커지면 동맥 혈관이 좁아지거나 막히게 된다. 동맥경화증을 일명 죽상동맥경화증이라고 하는 이유다. 중성지방은 지방세포에 쌓여 비만을 유도하며 성인병의 시발점이 되므로 지질을 잘 관리하는 것이 혈관 그리고 건강을 위한 첫걸음이라고 할 수 있다.

혈액에 있는 지질, 어디에서 온 걸까?

혈액에서 검출되는 지질에는 크게 두 가지가 있다. 하나는 음식으로부터 직접 흡수된 것이고 또 다른 하나는 간에서 만들어지는 콜레스테롤과 중성지방이다. 지질 대사는 매우 복잡한 단계를 거치기 때문에 생화학에 관심이 있는 사람들도 이해하기 어렵다. 일반

혈중 지질 수치			
구분	정상 범위	위험 전구 단계	위험 범위
총 콜레스테롤	200 이하	200~240	240 이상
고밀도HDL 콜레스테롤 (고밀도 지질단백질 콜레스테롤)	45 이상	35~45	35 이하
저밀도LDL 콜레스테롤 (저밀도 지질단백질 콜레스테롤)	130 이하	130~160	160 이상
중성지방	150 미만	150~200	200 이상

단위: mg/dl

인들은 더더욱 이러한 지질 대사 과정을 모르기 때문에 고지혈증에서 자주 언급되는 고밀도HDL 콜레스테롤 혹은 저밀도LDL 콜레스테롤, 중성지방, 트랜스지방 등 다양한 지질 성분들에 대해 피상적인 정보만을 가지고 있으며 간혹 정반대로 알고 있는 경우도 있다. 따라서 지나치게 전문적인 내용보다는 가능한 일반인들이 알고 있으면 유익한 내용을 중심으로 설명하고자 한다. 먼저 혈중 지질 수치의 정상 범위와 위험 범위를 표로 정리해보았다.

지방은 이렇게 소화되고 흡수된다

우리가 섭취한 지방은 소장에서 소화된다. 이 과정에 두 가지 중요한 소화액이 필요하다. 그중 하나는 췌장에서 분비되는 리파제라

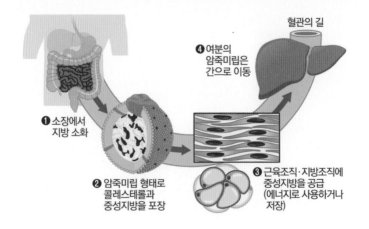

❶ 소장에서 지방 소화

❷ 암죽미립 형태로 콜레스테롤과 중성지방을 포장

❸ 근육조직·지방조직에 중성지방을 공급 (에너지로 사용하거나 저장)

❹ 여분의 암죽미립은 간으로 이동

혈관의 길

는 효소이며 다른 하나는 간에서 분비되는 담즙산이다. 소장에 도달한 지방은 리파제와 담즙산 덕분에 흡수하기 쉬운 복합미셀이라는 형태가 된다. 복합미셀 형태로 소장 점막에서 흡수되는 지질들은 대부분은 중성지방이며 이외에도 콜레스테롤과 인지질 등이 있다. 이러한 지질 중에 중성지방은 지방산 형태로 소장 점막에 흡수된 후 소장 세포에서 중성지방으로 다시 합성된다.

그러나 소장 세포에 흡수된 중성지방과 콜레스테롤은 물에 녹지 못하기 때문에 혈액을 통해 간이나 조직으로 이송될 수가 없다. 따라서 물에 녹을 수 있도록 인지질과 아포단백질에 둘러싸인 암죽미

지단백질 입자	
암죽미립	소장에서 흡수된 중성지방과 콜레스테롤을 운반하는 입자로서 겉표면이 인지질과 아포단백질로 둘러싸여 있다. 구성 성분 중 약 89%는 중성지방이다.
고밀도 콜레스테롤	좋은 콜레스테롤이라 알려져 있다. 내부에 중성지방과 콜레스테롤을 함유하고 있으며 겉표면이 지단백질로 둘러싸여 있다.
저밀도 콜레스테롤	나쁜 콜레스테롤이라 알려져 있다. 내부에 중성지방과 콜레스테롤을 함유하고 있으며 겉표면이 지단백질로 둘러싸여 있다.
초저밀도 콜레스테롤	간에서 생성된 중성지방과 콜레스테롤을 말초 조직으로 이동시키는 역할을 한다. 혈관벽에 있는 리파제 효소에 의해 중성지방을 잃게 되면 저밀도 콜레스테롤이 된다. 내부에 중성지방과 콜레스테롤을 함유하고 있으며 겉표면이 지단백질로 둘러싸여 있다. 구성 성분 중 약 57%는 중성지방이다.

립(카일로마이크론)이라는 입자 형태를 구성하게 된다. 즉 암죽미립은 내부에 중성지방과 콜레스테롤이 있고 겉표면은 인지질과 아포단백질로 포장된 입자다. 이 입자는 소장 세포에 흡수된 중성지방과 콜레스테롤이 혈액을 통해 조직으로 이동할 수 있도록 만들어졌다. 이렇게 만들어진 암죽미립은 소장 세포에 있는 림프관에 흡수된 후 혈액에 섞이게 되고 간, 근육 조직, 지방 조직으로 이동돼 저장되거나 에너지원으로 사용된다.

콜레스테롤,
주범은 기름진 음식이 아니다?

> 콜레스테롤은 세포막을 구성하는 성분이며 남성 및 여성호르몬과 부신
> 피질호르몬, 비타민 D뿐만 아니라 담즙산을 만드는 데 반드시 필요한
> 필수 영양소다.
> 혈중 콜레스테롤의 약 70~80%는 간에서 합성되며 음식을 통해서 제공
> 되는 콜레스테롤은 약 20~30%에 불과하다.

지질 성분의 일종인 콜레스테롤은 동맥경화의 주요 원인으로 알려
져 있다. 그러나 콜레스테롤은 우리 인체 조직에 있는 세포들의 세
포막을 구성하는 기본 물질이며, 남성 및 여성호르몬과 부신피질호
르몬, 비타민 D뿐만 아니라 담즙산을 만드는 데 반드시 필요한 필
수 영양소다.

인체에는 성인을 기준으로 100~150g 정도의 콜레스테롤이 저
장돼 있다. 그중 혈액에는 약 10% 정도 있으며 전신 근육과 뇌에
각각 약 25%씩 저장돼 있고 나머지는 여러 장기에 분산돼 있다.

혈중 콜레스테롤 수치가 높아지면 동맥 혈관에 기름 덩어리(죽종)가 생기고 동맥 혈관이 좁아지거나 막히게 된다. 혈관 건강을 지키기 위해서는 정상 범위의 혈중 콜레스테롤을 유지해야 한다.

혈중 콜레스테롤에 대한 오해

혈중 콜레스테롤을 조절하기 위해서는 식사가 가장 중요하다고 알려져 있다. 콜레스테롤의 주범이 기름진 음식이라고 알려져 있지만 실상은 그렇지 않다. 우리 몸에 존재하는 콜레스테롤의 약 70~80%는 간에서 합성된 것이며, 음식을 통해 제공되는 콜레스테롤은 약 20~30%에 불과하다.

간에서는 아세틸코-A라고 불리는 물질로부터 콜레스테롤이 합성된다. 포화지방산은 간에서 콜레스테롤 합성을 조장하기 때문에 상대적으로 불포화지방산을 적게 먹으면 간에서 콜레스테롤 합성이 증가해 혈중 콜레스테롤 농도가 증가한다. 따라서 불포화지방을 많이 먹으면 간에서 콜레스테롤 합성이 줄어들 뿐만 아니라 근육 등 인체 조직에 있는 저밀도 콜레스테롤 수용체가 늘어나고 활성화되어 혈중 콜레스테롤이 떨어진다.

간 기능이 정상인 경우, 음식을 통해 섭취한 것과 인체에 존재하는 콜레스테롤 비중을 고려해 간에서 생성되는 콜레스테롤 양을 조절한다. 따라서 간 기능이 정상이라면 일시적으로 콜레스테롤이 많

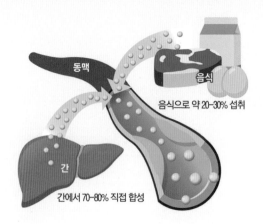

동맥

음식

음식으로 약 20~30% 섭취

간

간에서 70~80% 직접 합성

은 음식을 먹거나 먹지 않는다고 해도 혈중 콜레스테롤 농도는 정
상을 유지한다.

그렇다면 콜레스테롤이 들어간 음식을 무작정 먹지 않으면 어떻
게 될까? 혈중 콜레스테롤이 정상임에도 불구하고 콜레스테롤 섭
취량을 지나치게 줄이면 성 호르몬뿐만 아니라 비타민 D 및 담즙산
생성에 이상이 생긴다. 그리고 조직 세포막 기능에 문제가 생겨 오
히려 건강을 해칠 수 있다.

콜레스테롤이 혈액 속에 존재하기 위한 조건

콜레스테롤은 물에 녹지 않지 않기 때문에 수성 환경인 혈액을 통해 이송되기 위해서는 암죽미립 형태 속에 포함되거나 바깥층이 지단백질로 포장된 지질단백질 입자 형태여야 한다. 여기서 지단백질은 지질과 단백질이 결합된 물질이다. 즉 콜레스테롤은 지단백질로 쌓인 입자 속에 포함되어 혈액을 통해 우리 몸을 순환한다.

또한 콜레스테롤이 조직에 전달되고 이용되기 위해서는 인체 조직에 있는 저밀도 콜레스테롤 수용체가 활성화되어야 한다. 그런데 조직에 있는 저밀도 콜레스테롤 수용체가 활성화되기 위해서는 갑상선 호르몬이 정상이어야 한다. 갑상선에 이상이 있으면 저밀도 콜레스테롤 수용체가 제대로 역할을 수행하지 못하기 때문에 저밀도 콜레스테롤을 이용할 수 없게 되므로 혈중 저밀도 콜레스테롤 농도가 증가한다. 혈중 콜레스테롤 양을 줄이기 위해서는 콜레스테롤 섭취와 생성을 줄이기 위한 노력도 필요하지만 갑상선 호르몬 수치가 정상인지 확인할 필요가 있다.

고밀도 콜레스테롤과 저밀도 콜레스테롤

우리가 흔히 말하는 고밀도 콜레스테롤의 정확한 이름은 고밀도 지질단백질 콜레스테롤이다. 저밀도 콜레스테롤은 저밀도 지질

저밀도 콜레스테롤 입자에는 고밀도 콜레스테롤 입자에 비해
많은 양의 콜레스테롤이 함유되어 있음을 알 수 있다.

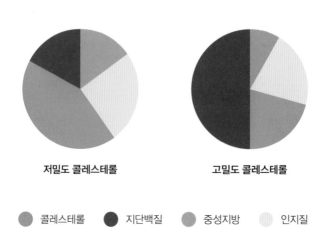

저밀도 콜레스테롤   고밀도 콜레스테롤

● 콜레스테롤   ● 지단백질   ● 중성지방   ○ 인지질

단백질 콜레스테롤이다. 그렇다면 고밀도와 저밀도는 뭐가 다른 걸
까? 그리고 그 기준은 무엇일까?

콜레스테롤을 함유하는 입자인 지질단백질의 구성 비율을 볼 때,
지단백질 양이 많은 입자를 고밀도, 지단백질 양이 적은 입자를 저
밀도라고 한다. 따라서 지질단백질 입자에 존재하는 콜레스테롤 양
은 지단백질 양과 반비례해 고밀도 콜레스테롤에는 콜레스테롤이
적게 들어 있고 저밀도 콜레스테롤에는 콜레스테롤이 많이 들어 있

다. 즉 콜레스테롤 함량이 많은 것을 나쁜 콜레스테롤인 저밀도 콜레스테롤이라 하고, 콜레스테롤 함량이 적으면 좋은 콜레스테롤인 고밀도 콜레스테롤이라고 한다.

기능적으로도 차이가 있다. 저밀도 콜레스테롤은 간에서 말초조직으로 콜레스테롤을 보내 몸에 쌓이게 하여 동맥경화를 유발하지만, 고밀도 콜레스테롤은 이와 반대로 말초조직에서 간으로 콜레스테롤을 운반해 배설시키기 때문에 좋은 콜레스테롤이라고 한다.

동맥경화와 비만의 주범, 중성지방

● ● ●

중성지방은 음식에서 오거나 탄수화물을 재료로 간에서 합성된다.

중성지방은 글리세롤에 세 개의 지방산이 결합된 형태다. 트리-글리세라이드라고 하는데 대부분의 천연지방은 분자 내에 극성을 가지고 있지 않기 때문에 중성지방이라고 한다. 체내에 존재하는 중성지방은 음식에서 오거나 탄수화물을 재료로 간에서 합성된다.

앞에서 지방이 소화되는 과정을 설명한 바 있다. 지방은 소장에서 리파제와 담즙산의 작용을 받아 복합미셀이라는 형태가 된다. 이후 소장 점막에서 흡수되는데, 중성지방은 지방산 형태로 흡수된 후 소장에서 중성지방으로 다시 합성된다. 또한 탄수화물을 재료로 해 간에서 중성지방이 합성되기도 한다. 잘 알고 있듯이 지방을 먹지 않아도 탄수화물을 지나치게 많이 먹는다면 체내에 중성지방이

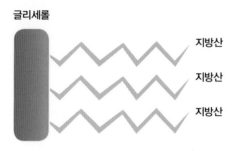

글리세롤

지방산

지방산

지방산

**글리세롤에 세 개의 지방산이 결합되어 있어서
트리-글리세라이드라고 한다.**

늘어나 비만이 될 수 있다.

중성지방 역시 물에 녹지 못하기 때문에 혈액을 통해서 이송될 수 없다. 따라서 지단백질에 둘러싸인 암죽미립 형태 혹은 지질단백질 입자 형태로 혈중에 존재하거나 조직으로 이동된다. 또한 에너지가 필요한 경우 중성지방으로부터 지방산을 산화시켜 에너지원으로 사용하기도 한다. 지방 조직에 있는 지방은 대부분 중성지방이며, 중성지방이 비정상적으로 간에 축적되면 지방간이 되고 내장지방이 많아지면 비만이 된다.

혈중 중성지방이 많으면 동맥 혈관벽에 쌓여 동맥경화를 유발한다. 혈관 질환에 걸릴 가능성이 커지기 때문에 중성지방이 들어간 음식을 줄이고 조절해야 한다.

반드시 먹어야 하는
지방이 있다

● ● ●

물에 녹지 않으며 사슬이 분해되기 어려운 단일결합이면 포화지방산,
분해되기 쉬운 이중결합이면 불포화지방산이라고 한다. 혈관 건강을 위
해서는 불포화지방산 위주의 식단을 꾸려야 한다.

화학 구조상 지방산과 글리세롤이 결합한 유기화합물을 지방이라
고 한다. 지방을 구성하는 지방산은 음식에서 오거나 탄수화물을
재료로 간에서 만들어진다. 이런 지방산에는 대표적으로 포화지방
산, 불포화지방산, 트랜스지방산이 있다. 이것들이 무엇인지 정확
히 알기 위해서는 간략하게나마 지방산의 화학적 구조를 살펴봐야
한다.

지방산의 화학적 구조는 크게 두 부분으로 나뉜다. 물에 녹지 않
는 성질을 가진 긴 사슬(하이드로카본 사슬)과 물에 녹을 수 있는 카
복실 그룹으로 구성되어 있다. 긴 사슬(하이드로카본 사슬)에 이중결

지방산의 화학 구조

물에 녹지 않는 성질을 가진 하이드로카본 사슬과
물에 녹을 수 있도록 하는 카복실 그룹으로 구성되어 있다.

하이드로카본 사슬   카복실 그룹

합이 존재하는지에 따라 그리고 이중결합의 위치에 따라 다양한 지
방산으로 구분된다.

포화지방산과 불포화지방산

지방산 구조에서 하이드로카본 사슬이 분해되기 어려운 단일결
합 구조면 포화지방산이라고 하고, 분해되기 쉬운 이중결합으로 돼
있으면 불포화지방산이라고 한다.

불포화지방산이 많이 들어 있는 지방은 녹는점이 낮아서 상온에
서도 액체 형태다. 따라서 식물성 기름과 같이 불포화지방산으로
구성된 기름들은 상온에서 액체이고 동물성 기름과 같은 포화지방

포화지방산

불포화지방산

이중결합

포화지방산에는 이중결합이 없는 반면, 불포화지방산에는
이중결합이 있어 분해되기 쉽다.

산으로 구성된 기름들은 상온에서 고체 형태다.

포화지방산은 간에서 콜레스테롤 합성을 조장한다. 불포화지방
산은 조직에 있는 저밀도 콜레스테롤 수용체를 늘려주고 활성화시
켜서 혈중 콜레스테롤 수치를 낮춰준다. 따라서 건강한 혈관을 갖
기 위해서는 불포화지방산을 섭취해야 한다.

트랜스지방산

불포화지방산에는 구조적으로 시스$_{cis}$ 형태와 트랜스$_{trans}$ 형태가 있다. 트랜스 형태의 불포화지방산은 포화지방산과 구조가 유사하고 물리적 특성이 비슷하기 때문에 트랜스지방을 많이 섭취하면 저밀도 콜레스테롤을 증가시킬 뿐만 아니라 고밀도 콜레스테롤을 낮추는 성질도 있으므로 혈관 건강에 좋지 않다.

트랜스지방은 대부분 액체 상태의 불포화지방을 고체로 가공하는 과정이거나 혹은 열처리 과정에서 생긴다. 트랜스지방은 부분경화유를 사용해 만든 마가린, 버터, 마요네즈, 빵, 초콜릿 등과 부분경화유로 튀긴 음식 등에 많이 들어 있다.

오메가지방산

지방산의 화학적 구조에서 제일 마지막에 있는 탄소를 오메가 탄소라고 한다. 여기에서 세 번째 탄소에 이중결합이 있으면 오메가 3 지방산이라고 하고, 여섯 번째 탄소에 이중결합이 있으면 오메가 6 지방산이라고 한다. 즉 오메가지방산은 이중결합이 있는 불포화 지방산이므로 좋은 지방산이다.

오메가 3 지방산은 필수 지방산으로서 체내에서 합성되지 못하므로 반드시 음식을 통해 섭취해야 한다. 오메가 3 지방산은 간에서

오메가 3 지방산 1일 권장량	
구분	권장량
등 푸른 생선	1토막
호두	3알
올리브오일	3스푼
들기름	1/2스푼

※ 이 중 1가지 정도만 섭취해도 1일 권장량(0.5~2g)이 된다.

중성지방 생성을 억제하고 중성지방 수치를 낮출 뿐 아니라 염증을 줄이고 혈전 생성 예방 효과가 있어 혈관에 아주 좋은 영양소다. 전어, 고등어, 꽁치, 참치 등과 같은 등 푸른 생선과 들기름 그리고 호두에 특히 오메가 3 지방산이 많이 들어 있다.

오메가 6 지방산은 골다공증과 비만 예방 그리고 피부 건강 및 두뇌 발달에 도움을 준다고 알려져 있는 필수 지방산이다. 그러나 오메가 6 지방산을 지나치게 많이 먹으면 염증 반응이 증가하고 혈액 순환에 좋지 않다. 대부분의 가축들은 오메가 6 지방산이 들어 있는 옥수수 사료로 길러지기 때문에 우리가 먹는 육류에는 오메가 6 지방산이 많이 들어 있다. 일상적으로 섭취하는 오메가 3 지방산과 오메가 6 지방산의 비율은 평균 1:15~17 정도다. 때문에 오메가 3 지방산을 많이 먹어 이 비율을 조절하는 것이 몸 건강에 좋다.

탄수화물과 혈관 건강

건강한 혈관을 갖기 위해서는 지방뿐 아니라 탄수화물 역시 조절해서 먹어야 한다. 탄수화물은 에너지를 만드는 데 필요한 포도당의 공급원이다. 에너지 공급원인 포도당을 우리 몸에 많이 비축해 두면 무조건 좋다고 생각하기 쉽다. 그러나 우리 몸에서 에너지로 사용하고 남은 포도당은 지방으로 전환된다. 또한 간에서는 남은 포도당을 이용해 중성지방이 만들어지기 때문에 혈중 중성지방 수치가 올라가게 된다. 따라서 지나치게 많은 양의 탄수화물을 섭취하고 운동하지 않으면 비만과 고지혈증이 초래돼 혈관 질환에 걸릴 가능성이 커진다. 적절한 탄수화물 섭취와 운동이 중요한 이유다.

대표적으로 탄수화물이 많이 함유된 음식은 밥이며 쌀로 만든 떡, 밀가루 음식인 국수와 빵 그리고 감자, 고구마, 과일 등이다. 설탕과 꿀 등 단맛을 내는 당류들 역시 탄수화물의 일종이다. 탄수화물을 적게 먹기 위해서는 쌀밥보다는 현미밥이나 보리밥을 먹는 게 좋으며 빵 역시 보리나 호밀로 만든 것을 추천한다.

음식이 혈관을
망가트린다

성인병이 없는 사람은 대부분의 음식을 적정 범위에서 즐겨도 무방하다. 그러나 성인병이 있거나 발생 가능성이 높은 사람들은 보다 엄격한 식단 관리가 필요하다.

사람의 몸은 정상을 유지하려고 노력한다. 우리 몸에는 항상성 기능이 있다. 특정 영양소를 과하게 먹으면 필요한 만큼만 사용하고 나머지는 배출한다. 그러나 장기간 지나치게 많이 먹으면 항상성 유지 능력을 벗어나 건강이 망가지게 된다.

혈관 건강에 가장 문제가 되는 것은 혈중 콜레스테롤과 중성지방이다. 혈중 콜레스테롤 농도는 식품으로 섭취하는 콜레스테롤 양과 크게 관련성이 없다고 알려져 있다. 더구나 콜레스테롤은 필수 영양소이므로 지나치게 제한하면 안된다. 콜레스테롤보다는 포화지방이 더 문제가 되므로 포화지방이 많이 함유된 음식 섭취를 줄여야 하며 반면 동맥경화가 없는 정상인은 콜레스테롤 함량이 높지만 포화지방이 적은 음식(달걀 노른자, 새우, 게, 굴 등) 섭취를 크게 제한할 필요 없다. 다음 페이지에 있는 음식은 혈관에 도움을 준다고 알려진 음식이다. 이 중에는 과학적으로 검증된 것들도 있지만 경험을 바탕으로 추천하는 음식도 있다. 꼭 명심해야 할 것은 성인병이 없는 사람들은 대부분의 음식을 적정범위에서 즐겨도 무방하다는 점이다. 그러나 성인병이 있거나 발생가능성이 있는 사람들은 일상생활에서 엄격한 식단 관리가 필요하다.

혈관에 좋은 음식

종류	함유 성분	효능
단호박	카로티노이드	노화 예방
고구마	폴리페놀, 카로티노이드, 섬유질	혈압 감소, 혈관 강화, 노화 예방, 콜레스테롤 배설 유도
토마토	라이코펜, 루틴, 카로티노이드, 비타민 C	저밀도 콜레스테롤 감소, 혈관 강화, 항산화 효과, 혈전 형성 억제
블루베리	안토시아닌	항산화 효과
가지	안토시아닌	항산화 효과
대파	알리신	혈액 순환 개선
양파	케르세틴	저밀도 콜레스테롤 감소
마늘	알리신	콜레스테롤 형성 억제, 혈전 형성 억제
표고버섯	에리타데닌, 리놀렌산	항산화 효과, 저밀도 콜레스테롤 감소
브로콜리	풍부한 섬유질, 항산화 성분	콜레스테롤 배설 유도
사과	펙틴, 폴리페놀	장에서 콜레스테롤 흡수 억제, 활성산소 제거 및 노화 예방
배	펙틴, 폴리페놀	고혈압 개선, 항산화 효과
귤	비타민 P, 카로티노이드	혈관 기능 강화
아보카도	올레익산	저밀도 콜레스테롤 감소
딸기	항산화 성분	저밀도 콜레스테롤 감소
견과류(호두, 잣, 아몬드, 땅콩)	올레인산, 리놀렌산	저밀도 콜레스테롤 감소, 항산화 효과
현미	피토스테롤	고밀도 콜레스테롤 증가
귀리	베타글루칸	저밀도 콜레스테롤 감소
보리	베타글루칸	저밀도 콜레스테롤 감소, 혈관 노화 방지

종류	함유 성분	효능
메밀	비타민 P	노화 예방, 혈관 기능 강화 및 혈액 순환 개선
수수	폴리페놀, 플라보노이드	항산화 효과, 콜레스테롤 흡수 억제
해바라기씨, 옥수수유, 미강유	피토스테롤	고지혈증 및 동맥경화 예방
콩	리놀레산	저밀도 콜레스테롤과 중성지방 감소
등 푸른 생선 (고등어, 참치, 전어, 꽁치, 청어)	오메가 3 지방산	저밀도 콜레스테롤 감소, 고밀도 콜레스테롤 증가, 중성지방 감소
크릴오일	오메가 3 지방산 (EPA, DHA) ※ EPA : 에이코사펜타엔산, DHA :도코사헥사엔산	저밀도 콜레스테롤 감소, 중성지방 감소
미역, 다시마	알긴산, 풍부한 섬유소	콜레스테롤과 지방 흡수 억제
카레	커큐민	콜레스테롤 흡수 억제
와인	레스베라트롤	저밀도 콜레스테롤 감소
카놀라유(채종류)	알파토코페롤	혈관 노화 방지
포도씨유	리놀렌산, 토코페롤, 베타씨토스테롤	혈관 노화 방지, 동맥경화 및 고혈압 예방 효과
올리브유	폴리페놀	저밀도 콜레스테롤 감소

비타민 P

- 일명 바이오 플라보노이드(비타민과 유사한 생리 활성을 가진 화학 성분)
- 기능
  비타민 C가 파괴되는 것을 막아 활성산소 제거와 노화 예방 효과를 유지시킴
  혈관 기능 강화 및 혈액 순환 개선
- 함유된 음식
  감귤류 껍질 안쪽 하얀 부분, 파슬리, 양파, 고추, 블루베리, 딸기, 홍차, 녹차, 우롱차

식이섬유

정상적으로 담즙산은 소장에서 흡수되어 재사용된다. 식이섬유는 소장에서 담즙산 흡수를 방해해 담즙산 재사용을 억제한다. 담즙산 재사용이 억제되면서 소화에 필요한 새로운 담즙산을 만들기 위해 몸에 있는 콜레스테롤을 이용하게 되므로 결국 콜레스테롤을 낮추는 효과가 있다.

혈관을 망가트리는 음식

포화지방	• 육류 : 삼겹살, 베이컨, 햄, 소시지 • 유제품 : 버터, 치즈, 생크림, 쇼트닝 • 제과류 : 케이크, 도넛, 파이, 쿠키 • 팜유 : 커피 프림, 라면
트랜스지방	기름에 튀긴 음식, 팝콘, 비스킷, 도넛, 케이크, 스낵류, 프렌치프라이, 패스트푸드, 인스턴트음식
콜레스테롤	• 육류 : 고기의 기름 부분, 닭껍질, 삼겹살, 내장류(뇌, 간, 곱창), 소시지, 햄, 베이컨 • 유제품 : 버터, 치즈, 크림, 마요네즈, 아이스크림 • 제과류 : 초콜릿, 크림빵, 피자, 햄버거 ※ 콜레스테롤은 필수 영양소이므로 지나치게 제한하면 안된다. 정상인의 하루 섭취 권장량은 300mg이다.
당질 (간에서 중성지방 합성을 증가시킴)	• 청량음료, 가당주스 • 당류 : 설탕, 꿀, 엿, 초콜릿, 사탕 등 • 밀가루로 만든 음식들(국수, 빵 등) ※ 흰쌀밥, 빵, 국수, 감자 등은 당질이 많으므로 필요 이상으로 먹지 않도록 한다. 따라서 섬유소가 풍부한 현미밥, 보리밥을 추천하며 빵은 보리 혹은 호밀로 만든 것이 좋다.
염분	• 찌개, 탕류 : 된장찌개, 매운탕 등 • 조미료, 장류 : 소금, 간장, 된장, 고추장 등 • 젓갈, 장아찌류 : 새우젓, 명란젓 등 • 소시지, 햄, 베이컨 등 가공식품
술	• 중성지방의 체내 합성을 증가시킴 • 높은 열량의 안주 역시 콜레스테롤 합성을 증가시킴
달걀 노른자	• 콜레스테롤이 들어 있지만 콜레스테롤 흡수를 억제하는 레시틴, 단백질, 지방, 필수 아미노산 등 여러 영양소가 들어 있으므로 정상인 기준 1일 1~2개 정도는 해롭지 않다. • 보통 달걀 노른자 1개에는 약 185~240mg 정도의 콜레스테롤이 들어 있다.
탄수화물	• 탄수화물은 간에서 중성지방을 만드는 원료가 된다. 따라서 탄수화물을 지나치게 많이 먹으면 일부만 에너지원으로 사용되고 대부분이 중성지방으로 전환돼 비만의 원인이 된다. • 흰쌀밥보다 잡곡밥, 현미 등과 같이 도정이 덜 되고 식이섬유가 풍부한 밥을 택하는 것이 탄수화물 섭취를 줄이는 방법이다.

혈관 수명이
20년 늘어나는 식단

혈관 건강을 위한 식단은 고혈압, 고지혈증, 당뇨, 비만 등 성인병과 관련된 내용을 모두 고려해야 한다. 우선 기본 식단을 만들고 그 외 세세한 부분은 개인의 특성에 따라 조절하자.

혈관 건강을 위한 식단을 짜기 위해서는 고혈압, 고지혈증, 당뇨, 비만 등 성인병과 관련된 내용을 모두 고려해야 한다. 그렇기 때문에 일반인들이 식단을 구성하는 것이 쉽지 않다. 원칙을 고려해 기본 식단을 만들고 세세한 부분은 개인의 특성에 따라 조금씩 조절하는 것이 가장 좋다.

혈관 건강을 위한 식단은 일차적으로 고지혈증을 예방하는 데 초점이 맞춰져 있다. 가장 먼저 동맥경화의 주범인 콜레스테롤의 흡수를 줄이고 배출을 유도하는 음식을 선택해야 한다.

그리고 중성지방과 탄수화물 섭취를 줄여야 한다. 중성지방의 흡수를 줄이거나 체내 생성을 억제하는 음식을 선택하는 것도 매우 중요하다.

구체적으로 식단을 설명하기에 앞서 혈관 건강을 위한 식단 구성 원칙에 대해 이야기하고자 한다. 심장혈관 질환의 위험도를 줄이기 위한 식생활 개선 방법이니 참고해서 각자의 생활에 적용해보자.

혈관 건강을 위한 식단 구성 원칙 7가지

❶ 과식하지 않는다. 과식을 하면 우리 몸의 혈류량이 늘어나게 되고 심장과 혈관에 무리가 가게 된다. 따라서 과식을 하지 않는 것이 중요하다.

❷ 콜레스테롤과 지방 섭취를 조절해야 한다. 특히 지방 성분 중 포화지방과 트랜스지방은 심장혈관 질환의 위험도를 높이므로 포화지방은 하루 에너지 섭취량의 7% 이내, 콜레스테롤은 하루 200mg 이하로 섭취해야 한다. 불포화지방산이 들어 있는 식물성 기름(카놀라유, 올리브유)과 견과류(땅콩, 아몬드)는 혈중 콜레스테롤 수치를 줄여준다. 따라서 요리할 때 적당량을 사용하거나 간식으로 먹는 것이 좋다. 오메가 3 지방산은 혈중 중성지방 수치를 줄여준다. 오메가 3 지방산이 풍부한 등 푸른 생선을 일주일에 2회 정도 먹도록 하자.

❸ 염분 섭취를 조절한다. 짠 음식은 심장에 무리를 준다. 따라

서 심장의 부담을 줄이고 혈압을 조절하기 위해 염분은 적게 먹는 것이 좋다. 소금이 많이 들어있는 국, 찌개, 탕, 김치, 젓갈, 장아찌, 인스턴트 식품 등을 최대한 자제하자.

❹ 탄수화물은 하루 에너지 섭취량의 50~60%로 제한한다. 많은 사람들이 알다시피 밥이나 빵, 떡, 국수, 감자, 고구마, 옥수수와 같은 탄수화물이 많이 들어간 음식을 먹으면 열량 섭취가 많아져 체지방이 늘어나게 된다. 간식은 하루에 1~2회 정도만 먹고, 탄수화물 위주의 간식보다는 과일이나 저지방 유제품, 견과류를 먹는 것이 좋다.

❺ 식이섬유는 하루 25~30g 섭취한다. 수용성 식이섬유는 콜레스테롤과 담즙산의 장내 흡수를 억제하고 담즙산의 배설을 촉진시켜 저밀도 콜레스테롤을 낮추는 효과가 있다. 미국심장협회에서는 식이섬유를 하루 25~30g 정도 섭취하도록 권장한다. 이를 위해 끼니마다 잡곡밥과 두 접시 분량의 채소를 먹으며, 하루 1~2회 정도 과일을 먹어야 한다.

❻ 유산소 운동을 하고 체중을 조절한다. 체중은 몸 안의 모든 조직과 수분 등을 합친 무게다. 동일한 체중이라고 해도 골격량이 많으면 건강한 체중이 되고 반대로 지방이 많으면 비만이 된다.

❼ 과음을 하지 않는다. 술을 많이 마시면 체내 중성지방이 증가하기 때문이다.

균형 잡힌 식단이란?

균형 잡힌 식단이란 하루에 필요한 칼로리를 충족시키면서 탄수화물, 단백질, 지방, 비타민, 미네랄 등이 골고루 들어 있는 식사다. 하루에 필요한 칼로리를 만들기 위한 3대 영양소의 이상적인 섭취 비율은 탄수화물 55~60%, 단백질 15~20%, 지방 20~25%다. 이들 3대 영양소 1g에서 생성되는 칼로리는 탄수화물 4kcal, 단백질 4kcal, 지방 9kcal다. 이렇게 칼로리 분배를 중심으로 한 식단이 혈관 건강에 도움이 되기 위해서는 포화지방산보다는 불포화지방산이 함유된 음식을 선택하고, 설탕, 과당과 같은 단순당류보다는 복합당질을 선택하는 것이 좋다. 우선 식단을 구성하기 위해서는 하루에 필요한 칼로리양을 알아야 한다. 성인의 경우 1일 필요한 칼로리 계산법은 아래와 같다.

1일 필요한 칼로리양 계산법	
표준 체중 계산법	① 키 150cm 미만인 경우: 키 – 100 ② 키 150cm 이상인 경우: (키 – 100) X 0.9
1일 필요한 칼로리 계산법	표준 체중에 25~30을 곱한다. 예) 키 170 cm인 사람의 표준 체중은 63kg이므로 1일 필요한 칼로리는 63 × (25~30) = 1,600~1,900 kcal다.

이 계산법은 키만을 고려하기 때문에 개인별로 활동량에 따라 칼로리 증감이 필요하다.

다음은 키 170cm인 사람에게 하루 동안 필요한 1,900kcal를 제공하기 위한 식단이다.

균형 잡힌 식단의 예

메뉴	중량(g)	칼로리(kcal)
현미밥	밥 180	250
차돌 된장찌개	고기 20	70
닭고기 된장 보쌈	고기 60	80
영양부추 더덕 생채		50
양배추, 케일쌈, 견과류 쌈장	견과류 7	70
무 초절임		30
냉홍시	반 개	100
	소계	650
현미밥	밥 180	250
미역국		30
돼지고기 데리야끼 볶음	고기 80	130
무 단호박 조림		50
야채쌈		50
브로콜리 연근 피클		50
저지방 우유	1컵	90
	소계	650
오곡 소고기죽	죽 300	250
동치미		20
돼지고기 장조림	고기 80	120
고사리 나물		50
겨자잎 샐러드, 바나나 요거트 드레싱		80
새송이버섯 마늘 절임		30
오렌지	오렌지 100	50
	소계	600
	총계	1,900

※ 삼시 세끼, 1일 1,900 kcal가 필요한 경우

지중해식 식단

이 식단은 2013년 유네스코 인류무형문화유산으로 선정되었으며 〈US뉴스앤월드리포트〉에서 2019년 최고의 식단으로 선정된 바 있다. 지중해 연안에 사는 사람들이 유럽 다른 지역에 비해 심장혈관 질환 발병율이 낮은 이유를 연구하다 밝혀진 이 식단은 의학적으로 검증되었다. 지중해식 식단의 특징은 다음과 같다.

❶ 통곡물, 콩이나 견과류, 과일, 채소를 충분히 먹는다.

❷ 기름은 버터 대신 올리브유 혹은 카놀라유로 대체한다.

❸ 생선과 해산물을 적당히 먹는다(주 2회 이상). 특히 오메가 3 지방산이 풍부한 등 푸른 생선을 주로 먹는다.

❹ 달걀, 치즈, 요거트, 가금류는 적당히 먹는다.

❺ 붉은색 육류는 조금만 먹는다.

❻ 식사 시 레드 와인을 한잔 정도 마신다.

❼ 식사 후에는 자전거를 타거나 산책을 한다.

이 식단을 실천하는 사람들을 대상으로 조사한 결과, 체중 감량뿐 아니라 심장혈관 질환, 암, 뇌졸중, 만성 질환(제2형당뇨병, 신장질환, 폐질환, 파킨슨병) 발생 빈도도 줄었으며 우울증을 완화시키는 효과도 있다고 보고되었다.

그러나 이 식단을 실천할 경우 주의사항도 있다. 탄수화물, 단백질, 지방의 섭취 비율이 40:30:30이기 때문에 지방 섭취가 다른 식단에 비해 많다. 지방 섭취 제한이 필요한 사람이라면 주의해야 한

지중해식 식단의 예

메뉴	중량(g)	칼로리(kcal)
율무 현미밥	밥 170	240
새우 아욱 된장국		50
연어 브로콜리 볶음	연어 100	170
호박 참깨 구이		50
알로에 사과 샐러드, 카놀라유 프렌치 드레싱(바질)	사과 60	80
저염 백김치		30
플레인 요거트	1개	60
	소계	680
호밀빵	빵 70	200
닭다리 구이, 구운 채소	닭살 80	130
토마토 양파 스프		50
그린빈스 피망 볶음		60
아보카도 샐러드, 허니 오일 드레싱	아보카도 80	120
새송이버섯 마늘 절임		30
저지방 우유	1잔	80
	소계	670
깻잎 페스토 올리브 파스타	파스타 270	350
그리스식 소고기 스튜	고기 80	160
아스파라거스 토마토 샐러드, 발사믹 올리브오일 드레싱		70
오이 피클		20
멜론	멜론 120	50
	소계	650
	총계	2,000

※ 삼시 세끼, 1일 2,000kcal 기준

다. 지중해 식단의 예를 제시했으니 참고하기 바란다.

고혈압 환자를 위한 대시 식단

대시 식단DASH : Dietary Approaches to Stop Hypertension은 미국국립보건원에서 고혈압을 치료하기 위한 식사 요법으로 개발되었다. 나트륨 섭취를 제한하고 포화지방산과 콜레스테롤을 줄이고, 칼륨, 칼슘, 마그네슘, 단백질 그리고 식이섬유를 늘리는 식사법이다. 혈압을 낮추고 체중을 줄여주며, 고밀도 콜레스테롤을 높이고 저밀도 콜레스테롤을 낮춰 심장혈관 질환 위험을 감소시키는 효과가 입증되었다. 미국국립보건원에서 제시한 대시 식단 구성 요령은 다음과 같다.

대시 식단 구성 요령	
메뉴	**섭취량**
곡물류	1일 6~8접시 정제되지 않은 곡물인 현미, 통밀, 보리 등을 활용한 잡곡밥, 호밀빵, 통밀빵
야채	1일 4~5접시 나물과 생채류, 샐러드 나트륨을 제한하기 위해 국 또는 김치는 되도록 자제
과일	1일 4~5접시 주스보다는 생과일로 섭취(당지수가 낮은 과일 권장), 통조림 과일 제한
저지방 혹은 무지방 제품	1일 2~3접시
육류, 가금류, 생선	1일 6접시 이하 저지방육류(살코기), 생선, 두부, 달걀 식물성 기름을 사용하되, 튀김보다는 구이나 찜으로 조리 가공육류, 기름진 육류 제한
견과류, 씨앗류, 콩류	1주 4~5접시
기름 및 지방	1일 2~3접시 버터, 포화지방 고함유 오일(코코넛, 팜유) 제한 가당음료 제한
당류	1주 5접시 이하
염분	1일 1,500~2,400mg 이하 조리 시 소금을 적게 넣고, 향신료, 허브 등 활용

　　앞에서 제시한 것을 바탕으로 만든 대시 식단을 제시했으니 참고하기 바란다.

대시 식단의 예

메뉴	중량(g)	칼로리(kcal)
단호박 모듬 영양밥	잡곡밥 200	260
팽이 된장국		30
무 소스 바싹 불고기(살코기)	고기 80	130
시금치 나물		30
베리 망고 샐러드, 머스타드 오일 드레싱	베리 망고 80	120
양파 간장 초절임		30
두유	1잔	120
	소계	720
구운 가지 샌드위치	잡곡빵 70	280
닭가슴살 아몬드 구이	닭살 80, 아몬드 6	140
버섯 달걀 샐러드, 오렌지 머스타드 드레싱	달걀 반 개	100
카레 피클		30
저지방 우유	1잔	80
	소계	630
흑미 보리밥	잡곡밥 210	300
시금치국		30
갈치 구이, 표고버섯 피망 꼬치	생선 100	150
취나물 볶음		50
새싹 샐러드, 사과 허브 오일 드레싱		60
비트 김치		30
방울토마토	토마토 150	30
	소계	650
	총계	2,000

※ 삼시 세끼, 1일 2,000kcal 기준

정맥 혈관이
건강해지는 식사

보통 혈관이라고 하면 동맥 관련 질환을 떠올리다보니 동맥 혈관에 대한 관심이 더 큰 것 같다. 그러나 동맥 혈관 건강뿐 아니라 정맥 혈관 건강을 위해서도 음식 관리는 필수다.

일반적으로 혈관에 좋은 식단은 동맥경화 혹은 비만에 관련된 것들이 많다. 때문에 정맥 혈관에 좋은 음식은 잘 알려져 있지 않다. 그러나 동맥 질환만큼 정맥 질환도 건강을 크게 해칠 수 있다. 특히 정맥 질환은 삶의 질을 떨어트리는 병이다. 당연한 이야기지만 정맥 질환을 관리하기 위해 음식 관리는 필수다.

정맥 혈관에 도움이 되는 음식과 비타민

비만과 변비는 정맥 질환 특히 하지정맥류 발생 가능성을 키운다. 따라서 섬유소가 많이 들어 있는 음식을 먹어 비만과 변비를 예방하는 것이 좋다. 섬유소가 많이 들어 있는 음식으로는 귀리, 밀, 현미, 도정하지 않은 곡물, 잎이 풍부한 야채, 브로콜리, 아보카도, 당근, 아마씨, 견과류, 콩 등이 있다.

특히 바이오 플라보노이드는 항염증 효과와 항산화 기능이 있으며 정맥 혈관벽을 강화시켜 혈류 개선에 도움을 준다. 바이오 플라보노이드는 대부분의 야채와 과일에 들어 있지만 특히 브로콜리, 케일, 물냉이, 시금치, 붉은 양파, 마늘, 감귤류, 사과, 블루베리 등에 많다.

비타민 C는 항산화 기능과 항염증 효과를 가지고 있다. 또한 정맥 혈관벽에 콜라겐과 탄성섬유를 풍부하게 만들어 탄력성을 증진시키고 수축과 이완 기능을 증진시켜 정맥 순환을 개선시킨다. 비타민 C가 풍부한 음식으로는 브로콜리, 토마토, 양배추, 양파, 시금치, 딸기, 파인애플, 감귤류 등이 있다.

비타민 E는 혈소판이 서로 달라붙어 혈전이 생기는 것을 막아준다. 따라서 비타민 E는 정맥혈전증 예방에 도움이 되며 다리 경련과 통증을 감소시키는 효과가 있다. 비타민 E가 풍부한 음식으로는 호두, 아몬드, 잣, 해바라기씨, 아보카도, 브로콜리, 시금치, 호박, 망고, 올리브오일 등이 있다.

정맥 혈관에 좋은 음식과 비타민	
섬유소	귀리, 밀, 현미, 도정하지 않은 곡물, 브로콜리, 아보카도, 당근, 아마씨, 견과류, 콩
바이오 플라보노이드	브로콜리, 케일, 물냉이, 시금치, 붉은 양파, 마늘, 감귤류, 사과, 블루베리
비타민 C	브로콜리, 토마토, 양배추, 양파, 시금치, 딸기, 파인애플, 감귤류
비타민 E	호두, 아몬드, 잣, 해바라기씨, 아보카도, 브로콜리, 시금치, 호박, 망고, 올리브오일
비타민 B	곡물, 칠면조, 참치, 바나나, 토마토, 후추, 당밀
비타민 K	녹색 채소류, 브로콜리, 파슬리, 미니 양배추

비타민 B6와 B12는 혈전 형성을 예방하며, 비타민 B3는 혈중 콜레스테롤을 낮춰 혈액 순환을 좋게 한다. 비타민 B가 풍부한 음식으로는 곡물, 칠면조, 참치, 바나나, 토마토, 후추, 당밀 등이 있다.

비타민 K는 상처가 생겼을 때 피를 응고시켜 출혈을 멈추게 한다. 또한 모세혈관과 같은 미세한 혈관들을 강화시켜 모세혈관을 터지지 않게 해준다. 비타민 K가 풍부한 음식으로는 시금치와 같은 녹색 채소류, 브로콜리, 파슬리, 미니 양배추 등이 있다.

정맥 혈관을 망가트리는 식사

짠 음식을 많이 먹으면 체내에 수분 양이 많아져 정맥에 가해지는 압력이 커진다. 이에 따라 하지정맥류가 생길 위험도 함께 늘어난다. 따라서 패스트푸드, 통조림, 냉동육, 가공육 등 염분이 많이 함유된 식품들은 피하는 것이 좋다.

또한 변비가 있는 경우 배변 시 복압이 증가하므로 정맥 순환에 나쁜 영향을 줄 수 있다. 변비가 생기지 않도록 음식을 조절해서 먹어야 한다.

혈액 순환에
도움을 주는 식사

혈액 순환이 잘 이뤄지지 않으면 가볍게는 수족냉증, 두통, 만성피로가
생긴다. 뿐만 아니라 협심증, 뇌졸중과 같은 중증 질환까지 번질 수 있
다. 혈액 순환을 개선시키는 음식을 평소 섭취함으로써 혈관을 잘 관리
해야 한다.

우리 몸의 모든 장기들은 혈액을 통해 산소와 영양분을 공급받는
다. 건강한 몸을 유지하려면 혈액 순환이 잘 되어야 한다. 혈액 순
환이 원활하지 못하면 전신 혹은 손과 발 등의 말초 조직에 냉증이
생길 뿐 아니라 통증 및 기능장애, 마비 등 다양한 증상이 나타날
수 있다. 따라서 혈관 자체를 건강하게 만들어야 하며 혈액 순환을
개선시키기 위한 음식 섭취도 중요하다.

혈액 순환에 좋다고 알려진 음식들을 요약했으니 참고하기 바란
다. 다만 이들 중에는 과학적으로 검증된 것들도 있지만 단지 경험

을 바탕으로 추천하는 음식들도 있다.

먼저, 양파는 플라보노이드 항산화 물질을 함유하고 동맥과 정맥을 확장시켜 혈액 순환에 도움을 준다. 또한 양파는 항염증 기능이 있어서 동맥과 정맥의 염증 반응을 줄여준다. 마늘에 있는 알리신 성분은 혈관을 이완시켜 혈압을 낮추고 피의 흐름을 좋게 만든다.

오메가 3는 일산화질소 분비를 촉진해 혈관을 확장시킨다. 따라서 혈액 순환 개선 효과가 있다. 또한 오메가 3는 혈전이 생기는 것을 막아준다. 오메가 3가 풍부한 음식으로는 고등어, 연어, 참치와 같은 등 푸른 생선 등이 있다. 계피는 혈관을 확장시켜 혈류를 증가시키는 효과뿐만 아니라 혈압을 낮춰준다.

시금치, 양배추 등 녹색 채소에는 질산염이 풍부하다. 질산염은 인체 내에서 일산화질소로 바뀌는데 이는 혈관을 확장시키고 혈액 순환을 개선시킨다. 뿐만 아니라 혈압을 낮추기도 한다.

오렌지, 레몬 등 감귤류에는 플라보노이드와 같은 항산화 물질을 많이 들어 있다. 항염증 효과가 있으며 혈압을 낮추고 동맥의 경직도를 완화시키며, 일산화질소를 생성해 혈액 순환에 도움이 된다.

호두에는 알기닌, ALA, 비타민 E 등이 들어있어 체내에서 일산화질소의 생성을 자극한다. 이는 혈관을 확정시켜 혈액 순환에 도움이 된다. 또한 혈관 기능에도 도움을 주며 특히 당뇨병 환자에게 혈류 개선 효과가 있음이 여러 연구를 통해 보고되었다.

토마토는 혈관 수축을 유도하는 물질이 생기는 것을 막아준다. 혈액 순환을 도와주는 기능도 있다. 또한 항염증 효과와 혈액 응고

방지 효과도 있다. 딸기는 항산화 효과와 항염증 효과가 있어서 혈액 순환에 도움이 된다. 혈압을 낮춰 주고 혈소판 응집을 막아주고 혈관을 이완시켜준다.

생강은 혈압을 낮추며 수천년 동안 중국과 인도에서 약제로 사용되고 있다. 석류는 항산화물질과 질산염을 많이 함유하고 있어서 혈관을 확장시키고 혈액 순환을 개선시켜 인체 조직으로의 혈액 공급을 늘려준다.

명품 혈관을
만드는
운동 습관

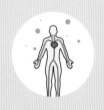

의학적으로
올바른 운동

● ● ●

혈관은 혈액이 흐르는 단순한 통로가 아니다. 혈관에는 스스로 혈액 순환을 조절하는 능력이 있다. 따라서 혈관을 건강하게 유지하기 위해서는 적절한 운동을 통해 혈액 순환을 조절하는 능력을 단련해야 한다.

혈관은 단순히 혈액이 흐르는 통로가 아니다. 혈관에는 스스로 혈액 순환을 조절하는 능력이 있다. 혈관을 건강하게 유지하기 위해서는 적절한 운동이 필요하다. 대부분의 운동들은 혈관뿐만 아니라 근육, 뼈, 관절 등 전신에 영향을 미치고 정신 건강에도 도움이 된다. 혈관 건강을 위한 운동으로는 일반적으로 동맥 혈관을 대상으로 하는 것들이 대부분이다. 그러나 이 책에서는 정맥 강화를 위한 운동과 다리 부종을 해소하는 운동까지 자세히 설명하고자 한다.

우리 몸에 필요한 에너지를 만들기 위해서는 산소가 필요할 때도 있고 필요하지 않을 때도 있다. 예를 들어, 짧은 시간 동안 온 힘을 다해 달리느냐 10분 이상 천천히 달리느냐에 따라 몸 안에서 에너지를 만드는 방법이 다르다. 여기서 유산소 운동과 무산소 운동의 개념이 나온다.

또한 근력과 근지구력을 강화시키기 위한 운동으로는 근수축 형태에 따라 등척성, 신장성, 단축성 운동 등이 있다. 그리고 근육과 관절의 유연함을 유지하거나 끌어올리기 위한 유연성 강화 운동도 있다. 혈관만 강화하는 운동이 따로 있는 것은 아니다. 그러므로 개인의 운동 능력과 목표를 고려해 적절한 운동을 하는 것이 가장 중요하다. 특히 혈관에 문제 있는 사람이 무산소 운동을 무리하게 하면 혈압이 올라 위험할 수도 있다. 꾸준히 규칙적으로 운동하는 것이 가장 중요하다.

운동을 하면 혈관이 건강해지는 이유

운동을 하면 우리 몸에서는 더 많은 혈액을 필요로 한다. 꾸준히 운동하면 모세혈관 망이 넓어지고 혈관들이 확장돼 혈액 순환이 잘된다. 동맥 혈관의 가장 내면에는 혈관 내피세포라는 것이 있다. 이 세포에서는 혈관 건강에 중요한 일산화질소NO를 생성한다. 혈관 내피세포에서 생성된 일산화질소는 혈관을 확장하고 혈액 순환을 도우며 염증을 억제하고 혈전 형성을 막아준다.

실제로 운동을 한 사람과 운동을 하지 않은 사람들을 대상으로

운동이 혈관 건강에 좋은 이유 7가지

① 불필요한 칼로리를 잡아준다.

② 혈압을 낮춘다.

③ 저밀도 콜레스테롤이 감소한다.

④ 고밀도 콜레스테롤이 증가한다.

⑤ 심장을 강화한다.

⑥ 혈관을 강화한다.

⑦ 혈액 순환이 잘 된다.

혈관 내피세포에서 생성되는 일산화질소 양을 측정했다. 그 결과, 운동을 하지 않은 사람의 일산화질소 양이 통계적으로 의미 있게 감소해 있었다. 운동이 혈관 건강에 직접적으로 도움을 준다는 것이 증명된 셈이다.

운동을 하면 심장 박동뿐만 아니라 심장에서 나오는 혈액 양이 많아지며 체온이 올라가고 혈관이 확장된다. 또한 운동을 통해 나온 땀은 노폐물을 제거하고 독성 물질을 배출시켜 혈관 질환을 예방하거나 혈관 건강에 도움이 된다. 적절한 강도로 운동을 꾸준히 하면 우리 몸에 있는 지방을 태워 에너지로 쓰기 때문에 살이 빠지는 것은 물론이다. 게다가 고혈압, 고지혈증, 당뇨병 등 성인병을 예방할 수 있고 더불어 스트레스가 해소돼 몸과 마음 모두 건강해진다.

그렇다고 무작정 운동만이 능사는 아니다. 강도를 조절하는 것이 매우 중요하다. 정상인은 운동 능력의 50% 정도부터 시작해 85%까지 점차 높이는 것이 좋다. 고혈압 등 심장혈관 질환을 앓는 사람의 경우 더 낮은 범위에서 시작하는 것이 바람직하다.

혈관을
되살리는 운동

성인병과 심장혈관 질환을 가진 사람들은 무산소 운동보다는 유산소 운동이 좋다. 무산소 운동은 혈압이 오를 수도 있기 때문에 전문가와 충분한 상담 후 진행해야 한다.

유산소 운동은 운동 중 산소 공급을 통해 체내에 저장된 영양소를 에너지로 바꿔 사용한다. 적당한 강도로 비교적 오랜 시간 동안(10분 이상) 반복적으로 시행하는 운동으로서 조깅, 걷기, 수영, 자전거 타기, 가벼운 등산 등이 있다.

유산소 운동은 인체에 저장된 지방을 분해해 에너지를 얻기 때문에 체지방이 제거된다. 살이 빠지는 것은 물론이고 혈압에 큰 영향을 주지 않으면서 혈액 순환을 도와주고 중성지방을 감소시킨다. 고밀도 콜레스테롤도 증가시키기 때문에 혈관 건강과 폐, 심장 기능도 향상된다.

유산소 운동과 무산소 운동		
유산소 운동	무산소 운동	혼합 운동
걷기, 조깅, 등산, 자전거 타기, 수영, 테니스, 배구, 수영, 골프, 계단 오르기, 요가, 줄넘기, 에어로빅 댄스	단거리 전력질주, 점프, 씨름, 역도, 레슬링, 팔굽혀펴기, 테니스, 아이스하키	농구, 축구, 럭비, 핸드볼, 필드하키, 스피드스케이트

※ 일부 운동들은 유산소 운동과 무산소 운동으로 명확히 구분할 수 없는 경우도 있다.

무산소 운동은 짧은 시간에 강하고 많은 에너지를 이용한다. 산소를 이용하지 않고 저장된 에너지를 이용하는 형태다. 대표적으로 단거리 전력질주, 다이빙, 역도, 필드하키, 근력 운동 등이 있다.

무산소 운동은 근육량을 늘리거나 근력을 향상시키기 위해 시행하지만 기초대사량을 늘려주고 체지방을 줄여주는 효과도 있으므로 혈관 건강에도 도움이 된다. 그러나 혈압이 오를 수도 있기 때문에 심장혈관 질환을 가지고 있는 사람은 전문가의 상담을 받아 적절한 강도로 운동하는 것이 좋으며 유산소 운동을 먼저 한 후 시행하는 것이 가장 좋다.

근력 운동을 하면 근육 조직이 산소를 필요로 하고 동맥 혈관의 탄력성이 증가하며 모세혈관이 발달한다. 그러나 근력 운동은 근육을 수축시켜 말초 혈액 순환 장애가 생길 수 있다. 또한 이 때문에 심장에 무리가 가고 혈압이 올라갈 수 있으므로 심장질환 환자라면 광범위한 근육을 사용하거나 오랜 시간 동안 근력 운동을 하는 것은 자제해야 한다.

스트레칭은 운동을 시작하기 전에 근육이나 인대 등을 충분히 늘려주는 운동이다. 스트레칭을 하지 않고 운동을 시작하면 몸 전체에 갑자기 피가 몰려 심장에 무리가 갈 수 있다. 그러므로 스트레칭은 매우 중요하다. 스트레칭은 운동을 시작하기 전에 하는 것도 중요하지만 운동이 끝난 이후 마무리 단계에서도 꼭 필요하다.

내 혈관에 딱 맞는
운동 강도

● ● ●

어느 정도의 강도로 운동할지 설계하고 설정한 강도에 맞게 적절히 운동하고 있는지 체크해야 한다.

열심히 운동을 한다고 능사는 아니다. 적절한 강도로 꾸준히 운동하는 것이 가장 중요하다. 운동할 때 주의할 점은 추구하는 운동 목표에 따라 강도가 달라지므로 어느 정도의 강도로 운동할지 설계하고 설정한 강도에 맞게 운동하고 있는지 체크해야 한다.

운동 목표에 따른 목표 심박수를 계산하기 위해서는 그 사람의 최대 심장 박동수를 알아야 한다. 미국 조지타운대학의 샘폭스 교수와 스탠포드대학의 윌리엄하스켈 교수가 '최대 심장 박동수 = 220 - 나이'라는 공식을 만들었다. 그러나 동일한 나이라고 해도 사람에 따라 최대 심장 박동수는 다르다. 또한 개개인 기준으로는 나이를 먹어도 최대 심장 박동수는 크게 감소하지 않는다고 알려져 있다. 따라서 최대 심장 박동수는 그 수치 단독으로는 유용하지 않다. 그렇지만 자신에게 맞는 운동 강도를 설정하는 데 있어서는 최대 심장 박동수가 유용하다.

운동 강도에 따른 목표 심장 박동수 계산법

카르보넨Karvonen **공식**

최대 심장 박동수=220 − 나이
운동 강도에 따른 목표 심장 박동수={(최대 심장 박동수−안정 시 심장 박동수)X운동 강도(%)}+안정 시 심장 박동수

추구하는 운동 목표에 따라 운동 강도는 달라진다. 여기서 중요한 것은 자신이 설정한 운동 강도에 맞춰서 운동을 하고 있는지 확인해야 한다는 점이다. 운동 강도에 따른 목표 심장 박동수를 계산하기 위해서는 카르보넨 공식이 이용된다. 운동 강도에 따른 목표 심장 박동수를 결정함에 있어서 개인의 안정 시 심장 박동수를 고려해 계산한다.

나이에 따른 최대 심장 박동수에서 안정 시 심장 박동수를 뺀 값을 운동 강도로 곱한 뒤 다시 안정 시 심장 박동수를 더한 값이 해당 운동 강도로 운동 시 목표로 하는 심장 박동수가 된다.

운동 강도에 따른 목표 심장 박동수

나이	최대 심장 박동수	안정 시 심장 박동수	운동 강도		
			40%	60%	80%
40	180	70	114	136	158
50	170	70	110	130	150
60	160	70	106	124	142
70	150	70	102	118	134
80	140	70	98	112	126
90	130	70	94	106	118

※ 안정 시 심장 박동수를 1분당 70회라고 가정한 도표, 카르보넨 공식 기준

운동 목적에 따른 목표 심장 박동수

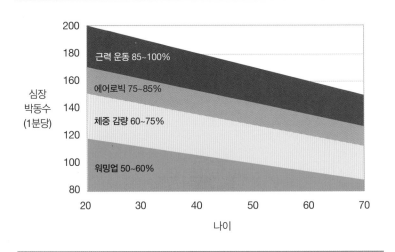

예를 들어, 50세 정상인의 최대 심장 박동수는 220-50=170이다. 만일 이 사람의 안정 시 심장 박동수가 70이고 60~80%의 강도로 유산소 운동을 목표로 한다면, {(최대 심장 박동수 170 - 안정 시 심장 박동수 70)×운동 강도(60~80%)} +안정 시 심장 박동수 70 = 130~150이 운동 시 목표 심장 박동수가 된다. 즉 운동 시 심장 박동수를 130~150으로 유지하면 자신이 목표로 한 60~80%의 운동 강도에 맞는 것이다.

운동 목표와 나이를 기준으로 해 목표 심장 박동수를 찾고 그에 맞춰 운동을 해보자.

혈관 전문의가
처방하는 운동법

운동 목표에 따른 운동 강도
① 체지방 감소와 비만 치료 목표 : 40~75% 강도
② 심폐지구력 향상 목표 : 40~80% 강도
③ 경기력 향상 목표 : 80~90% 강도

혈관 건강을 위한 운동은 꾸준히 해야 효과가 나타난다. 미국심장학회에서는 심장혈관 질환 위험도를 낮추기 위해 중강도 운동을 매일 30분 이상 꾸준히 하도록 권장하고 있다. 다리에 말초 동맥 질환을 가진 사람은 보행 시 장딴지에 쥐가 나는 허혈성 통증으로 보행거리가 짧아진다. 허혈성 통증 없이 걸을 수 있는 거리를 늘이고 싶다면 1주 3회 이상 그리고 한 번에 30분 이상 적어도 12주 동안 정해진 규칙에 따라 걸어야 효과가 나타난다.

운동 처방은 모든 사람에게 동일하게 적용할 수 없다. 그러나 일

운동 목표에 따른 운동 강도		
운동 목표	**운동 강도**	**운동 방법**
체지방 감소와 비만 치료	40~75%	1주에 5~7일 1회에 30~60분 큰 근육을 사용해 가급적 에너지 소비를 많이 하는 운동을 한다.
심폐지구력 향상	40~80%	1주에 3~5일 (중간 정도의 강도로 할 경우 5일, 격렬한 강도로 할 경우 3일) 1회에 20~60분
경기력 향상	80~90%	스피드 향상 운동, 파워 트레이닝 운동 운동 전후 스트레칭을 한다.

출처: 미국스포츠의학회 자료

반적으로 준수해야 하는 기본 규칙은 다음과 같다.

❶ 운동 효과는 운동 강도와 지속 기간에 따라 바뀐다.

❷ 자신의 현재 상태를 고려해 운동 강도 및 1회 운동 시간을 조절한다.

❸ 과도한 운동은 오히려 건강을 해칠 수 있다.

미국스포츠의학회에서 제시된 운동 목표에 따른 운동 강도를 보면 체지방 감소와 비만 치료를 위해서는 40~75% 강도, 심폐지구력 향상을 위해서는 40~80% 강도, 경기력 향상을 위해서는 80~90% 정도다.

혈관을 잘 관리하는 것이 가장 중요하지만 일단 뇌졸중이나 심장질환이 발생된 이후에는 적절한 재활 운동이 필요하다. 따라서 미

심장혈관 재활운동 처방	
유산소 운동	운동 강도 : 40~80% 운동자각지수 : 11~16(편함과 힘듦 사이의 느낌) 1주에 3~5일 20~60분 또는 5~10분 반복 훈련
근력 운동	운동자각지수 : 11~13(편함과 약간 힘듦 사이의 느낌) 2~4세트, 8~12회 반복(8~10가지 정도의 운동) 1주에 2~3일
유연성 운동	정적 스트레칭(10~30초 유지) 5~10분 유산소 운동, 근력 운동 전후에 시행

출처: 미국심장학회 권고 처방

국심장학회에서 추천하는 심장 재활운동 프로그램과 미국스포츠의
학회에서 권고하는 뇌졸중 재활운동 프로그램을 소개했으니 참고
하기 바란다.

운동자각지수

저강도 ◀--------- 중강도 ---------▶ 고강도

6	7	8	9	10	11	12	13	14	15	16	17	18	19	20
최대로 편하다		매우 편하다		편하다		약간 힘들다		힘들다		매우 힘들다				최대로 힘들다

뇌졸중 재활운동 처방	
유산소 운동	운동 강도: 40~70% 운동자각지수: 11~14(편함과 약간 힘듦 사이의 느낌) 1주에 3~5일 20~60분 또는 10분 반복 훈련
근력 운동	운동자각지수: 11~13(편함과 약간 힘듦 사이의 느낌) 1~3세트, 10~15회 반복(8~10가지 정도의 운동) 1주에 2~3일
유연성 운동	운동자각지수: 11~13(편함과 약간 힘듦 사이의 느낌) 1~3세트, 10~15회 반복(8~10가지 정도의 운동) 1주에 2~3일
신경근 훈련	1주에 2~3회 유산소 운동 균형 및 협응 훈련 근력과 유연성 보완 목적

출처: 미국스포츠의학회 권고 처방

하지동맥 협착 및 폐색 환자에 대한 운동 처방

동맥 혈관은 영양분과 산소를 조직에 공급한다. 만일 다리에 영양분과 산소를 공급하는 동맥 혈관에 협착이나 폐색이 발생하면 다리에 통증이 나타나고 최종적으로는 다리가 썩을 수도 있다. 특히 하지동맥이 폐색되면 보행 시 장딴지에 경련과 통증이 발생한다. 이러한 증상을 간헐성 파행증 혹은 간단히 파행증이라고 한다. 파행 증상을 개선하기 위한 보행 운동은 오래 전에 개발돼 그 효과가

하지동맥 협착 및 폐색 환자에 대한 운동 처방

① 일주일에 3회 이상 보행 운동을 한다(매일 걷는 것이 가장 좋다).

② 1일 보행 운동은 최소 30~45분간 진행한다(휴식 시간 제외).

③ 장딴지 통증이 심해서 걷지 못하기 전까지 보행 운동을 한 후 휴식을 취하고 통증이 사라지면 다시 걷는다.

④ 트레드밀을 이용해 운동하는 경우, 3~5분 이내에 통증이 나타날 정도의 속도와 경사를 설정해 운동을 시작하고, 치료 효과가 나타나서 통증이 사라지는 경우에는 점차 속도와 경사를 올린다.

⑤ 치료 효과를 검증하기 위해 통증이 나타나는 보행 거리 혹은 트레드밀 속도 및 경사도를 기록한다.

검증됐다.

그러나 심장 질환을 앓는 환자의 경우, 전문가의 조언을 받아 강도를 조절해야 한다. 앞에서 하지동맥 협착 혹은 폐색 환자에게 나타나는 허혈 증상 개선과 증상 악화를 예방하기 위한 운동법을 정리했다.

정맥을
단련하는 운동법

· · ·

정맥 순환을 좋게 하기 위해서는 장딴지 근육에 있는 펌프 기능을 강화하고 혈류 개선을 유도해줄 수 있는 운동이 필요하다.

정맥 혈관이 중요한 이유

정맥은 노폐물이 있는 혈액을 심장으로 이송하는 역할을 한다. 정맥과 동맥의 가장 큰 차이는 혈관 내부의 압력이다. 동맥은 심장 펌프의 힘으로 인해 동맥 내부 압력이 높다. 반면 정맥은 내부 압력이 0(제로)에 가깝다. 따라서 서있는 자세에서는 중력 때문에 다리에 있는 정맥 피가 심장으로 이동할 수 없다. 그럼에도 불구하고 다리에 있는 혈액이 심장까지 이동할 수 있는 이유는 무엇일까?

중력을 이겨내면서 심장으로 정맥 혈액을 이송하기 위해서는 정맥 혈관이 건강해야 한다. 정맥 혈관 내부에는 신체 끝에서부터 심장으로 정맥 피를 흐르게 하면서 역류를 막아주는 정맥 판막이 있다. 만일 정맥 판막이 고장 나면 다리에 있는 정맥 혈액이 배출되지 못하고 고이게 되고 결국에는 다리에 존재하는 표피 정맥들이 부풀어 하지정맥류가 나타난다. 따라서 정맥 순환을 좋게 하기 위해서는 장딴지에 있는 펌프 기능을 향상시키고 정맥 혈류 개선에 도움이 되는 운동을 해야 한다.

건강한 정맥 혈관을 만드는 운동 9가지

다리 올리기

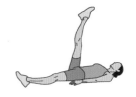

물이 높은 곳에서 낮은 곳으로 흐르듯이 다리를 심장보다 높게 들면 말초에 있는 정맥 피를 배출시키는 효과를 얻을 수 있다. 누운 자세에서 다리를 허공에 수직으로 올려서 약 10초 동안 유지한다. 이후 다리를 내리는 운동을 반복한다. 이 자세에서 무릎을 구부리면서 가슴에 닿도록 하는 것도 효과적이다.

까치발 들기

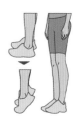

서있는 자세에서 까치발을 들고 수초간 유지한 후 내리는 운동을 반복한다. 이 운동을 통해 장딴

지에 있는 근육을 수축시켜 다리 근육 속에 있는 정맥 피를 배출시킨다.

자전거 타기

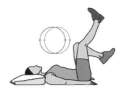

자전거가 없는 경우에는 누워서 자전거 타기 운동을 해도 좋다. 누운 다음 다리를 올려 자전거를 타는 것과 같이 발을 굴리면 된다. 하루에 30분 정도 하는 것이 적당하다.

걷기

장딴지 근육이 수축과 이완을 반복할 수 있도록 걷는다. 하루에 30분, 일주일에 5회 이상 걷는 것이 가장 좋다.

수영

수영은 다리에 하중을 주지 않기 때문에 정맥 순환에 도움이 된다. 또한 장딴지 근력을 키워 장딴지 근육의 정맥 펌프 기능을 향상시킨다.

발목 운동

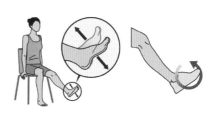

발목을 구부리고 펴는 운동 혹은 발목 회전 운동을 반복한다. 이 운동을 통해 장딴지에

있는 근육을 수축시켜 다리 근육 속에 있는 정맥 피를 배출시킬 수
있다.

발가락 구부리기 운동

발가락을 구부리고 펴는 운동을 반복한다.

요가

요가는 근육을 이완시켜 정맥 혈액 순환에 도움을 준다. 그러나
복부를 구부려서 복압을 증가시키는 자세를 오래 지속하는 것은 정
맥 순환에 해로울 수 있으므로 주의하자.

사이드 런지 운동

어깨 넓이로 다리를 벌린 후 한쪽 다리 무릎
을 90도까지 구부리면서 반대편 다리를 쭉 펴서
잠시 멈춘 후 원상태로 돌아오고 이어서 반대편
다리로 반복한다. 이 운동은 장딴지를 기준으로
보면 정맥 순환에 도움이 되지만 복압이 올라간
다는 차원에서 보면 정맥 혈류에 방해가 되므로
적절한 범위에서 하는 것이 좋다.

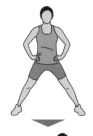

정맥 순환을 방해하는 운동 4가지

무거운 기구 들기

다리로부터 배출된 정맥 피는 복부에 있는 대정맥을 통해 심장으로 이송된다. 역도와 같이 복부 내강에 강한 압력이 가해지는 운동을 하면 정맥 피가 심장으로 이송되기 힘들다. 오히려 다리에 있는 정맥 피가 복부로 흐르지 못해 정맥 판막에 이상이 있는 경우 피가 역류해 하지정맥류가 나타날 수 있다. 따라서 역도를 한다면 누운 자세에서 가벼운 무게의 기구를 드는 것이 좋고, 기구를 들어올릴 때에는 숨을 내쉬도록 하며 역도 후에는 즉시 걷기나 자전거 타기 등 유산소 운동을 하는 것이 좋다. 또한 다리에 압박스타킹을 신고 운동하는 것도 정맥 혈류 개선에 도움이 된다.

윗몸 일으키기

윗몸 일으키기는 배에 압력을 주기 때문에 하지 정맥판막부전증이 있거나 하지정맥류가 있는 환자는 운동량을 조절해야 한다.

하이힐 신고 걷기

하이힐을 신고 걸으면 장딴지 근육의 수축과 이완 반복 작용이 적어져 정맥 혈류 배출이 원활하게 이뤄지지 않는다.

달리기

장시간 달리기를 할 경우 정맥 혈류 순환에 방해가 된다.

다리 부종을 없애기 위한 운동

부종의 원인은 정맥 순환 혹은 림프액 순환에 문제가 있기 때문이다. 정맥과 림프액은 중력에 대항해 다리에서 심장까지 피를 이송해야 한다. 따라서 중력을 이용한 운동을 통해 부종을 해결할 수 있다. 부종이 있는 하체를 높이 드는 운동과 마시지가 치료의 중심이 되겠다.

먼저 '모관 운동'이라고 하는 운동이 있다. 이는 모세혈관을 자극해 혈액 순환을 개선한다. 누운 자세에서 팔다리를 허공에 높이 들어 약 1~2분간 흔들어 준 후 바닥에 내려 휴식을 취한다.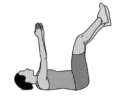

두번째로 롤링 운동이 있다. 폼롤러라는 기구를 사용하면 더 효과적이다. 바닥에 폼롤러를 놓은 다음 다리를 그 위에 올려 앞뒤로 다리를 문지른다.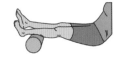

그리고 림프액 순환에 문제가 있어 다리 부종이 나타날 수 있다. 이 경우 자전거 타기, 걷기, 까치발 들기, 발목 운동 등을 하면 도움

하지 부종을 악화시키는 생활 습관 4가지

1 장시간 다리를 꼬아서 앉는 습관

2 하이힐 신는 습관

3 배를 지나치게 압박하는 옷을 입는 습관

4 장딴지 근육이 움직이지 않는 자세를 장시간 유지하는 습관

이 된다. 압박스타킹을 신고 운동을 하면 더 좋은 효과를 얻을 수 있다.

혈관을 이완시켜주는
부교감신경 활성법

●●●

교감신경과 부교감신경은 인체를 조절하는 기능을 가진 신경으로 자율
신경이라고 한다. 교감신경이 활성화되면 각성상태가 되고, 부교감신경
이 활성화되면 혈관이 이완되고 몸과 마음이 편안한 상태가 된다.

교감신경과 부교감신경은 인체를 조절하는 기능을 가진 신경으로
자율신경이라고 한다. 예를 들어, 심장이 뛰거나 숨을 쉬는 것은 우
리가 의식하지 않아도 평생 하는 것으로서 자율신경이 조절한다.
교감신경이 활성화되면 혈관이 수축되고 근육이 긴장되며 심박수
가 올라가고 각성 상태가 된다. 반면, 부교감신경이 활성화되면 혈
관이 이완되고 심박수가 줄어들며 몸의 긴장이 해소돼 편안한 상태
가 된다.

교감신경이 너무 활성화된 사람은 스트레스를 받은 사람처럼 긴
장된 모습을 보이고 불면증에 시달린다. 부교감신경이 너무 활성화

부교감신경 활성법	
목욕 **(반신욕, 족욕)**	미지근한 물로 하는 것이 좋다. 뜨거운 물로 하면 오히려 교감신경을 자극할 수 있다.
명상	몸과 마음을 최대한 편안하게 하는 것이 중요하다.
요가	몸이 편안하게 느낄 수 있는 강도의 요가가 좋다.
호흡	2초간 들이마시고 5초간 멈춘 후 7초간 뱉는 호흡을 반복한다. 심호흡을 반복하는 것도 부교감신경에 도움이 된다.
식사	사람들과 대화하면서 충분한 여유를 가지고 식사를 한다. 시간에 쫓기듯이 허겁지겁 식사하면 오히려 교감신경이 자극된다. 또한 과식하지 않도록 하고 잠들기 3~4시간 전에는 저녁 식사를 끝내는 것이 좋다.
숙면	교감신경이 활성화된 사람들은 숙면을 하지 못하고 잠을 설친다.
운동	에어로빅뿐만 아니라 근력 운동도 부교감신경을 활성화시킨다. 그러나 너무 강한 강도로 장시간 운동을 하면 오히려 해로울 수 있으니 적절한 강도와 시간으로 꾸준히 하는 것이 중요하다.
스트레스	스트레스를 많이 받으면 교감신경이 활성화되므로 스트레스를 줄이는 것이 중요하다.
금연	담배는 교감신경을 활성화시키기 때문에 끊어야 한다.
카페인	흔히 각성물질이라고 잘 알려져 있는 카페인 섭취를 줄이는 것이 좋다. 따라서 커피, 녹차뿐만 아니라 카페인이 많이 들어간 음료는 먹지 않는 것이 바람직하다.

되면 의욕도 없고 활력이 없는 상태가 된다. 따라서 어느 한쪽 신경만 활성화되는 것보다는 균형을 유지하는 것이 가장 중요하다. 앞의 표에 부교감신경 활성법을 정리했으니 참고하자.

참고문헌

ARIC Study, 〈*Am J Epidemiol*〉 1997;146:483-494 & 2000;15:478-487

D'Agostino Sr RB, Vasan RS, Pencina MJ, Wolf PA, Cobain M, Massaro JM, et al, 〈*General cardiovascular risk profile for use in primary care:the Framingham Heart Study*〉, Circulation 2008;117: 743-753

Cuende JI, Cuende N, Calaveras-Lagartos J, 〈*How to calculate vascular age with the SCORE project scales:a new method of cardiovascular risk evaluation*〉, Eur Heart J 2010;31:2351-2358

김동익, 《경동맥질환:진단과 치료》, 가본의학, 2011

대한당뇨발학회, 《당뇨발 한국형 진료지침서》, 군자출판사, 2014

Widmer RJ, Flammer AJ, Leman LO, Leman A, 〈*The Mediterranean diet, its components and cardiovascular disease*〉, Am J Med 2015:128;229-238

Saneei P, Salehi-Abargouei A, Esmailzadeh A, Azadbakht L, 〈*Influence of dietary approaches to stop hypertension diet on blood pressure:a systemiatic review and meta-analysis on randomized controlled trials*〉, Nutr Metab Cardiovasc Dis 2014:1253-1261

Karvonen J, Vuorimaa T, 〈*Heart rate and exercise intensity during sports activities: practical application*〉, Sports Med 1988; 5: 303-11

김동익, 《당뇨족:진단과 치료》, 의학문화사, 2006

김동익, 《혈관외과》, 가본의학, 2006

김동익, 《동영상으로 배우는 혈관초음파》, 가본의학, 2014

김동익, 《정맥학》, 의학문화사, 2007

American Heart Association, 〈*Physical Activity and Exercise Recommendations for Stroke Survivors*〉, 2014

American College of Sports Medicine, 〈*ACSM's Guidelines for Exercise Testing and Prescription*〉, 8th ed. Philadelphia, PA: Lippincott Williams & Wilkins, 2010

Foss ML, Keteyian SJ, 〈*Fox's physiological basis for exercise and sport: 6th ed*〉, The McGraw-Hill Companies. Inc, 1998

대한영양사협회, 《임상영양관리지침서》, 제3판, 2008

〈*Krause's Food & Nutrition Therapy*〉, Edition 13

〈*Academy of Nutrition and Dietetics*〉, Nutrition Care Manual, 2013